動物介在 活動・教育・療法

必携テキスト
Basic

Web動画付き

監修
的場美芳子

編集委員
鹿野正顕
佐野葉子
檜垣　史
的場美芳子

Gakken

監修

●的場美芳子　医科学博士，株式会社プロキオン取締役，前　動物介在教育・療法学会副理事長

編集委員

●鹿野正顕　学術博士，株式会社アニマルライフ・ソリューションズ代表，スタディ・ドッグ・スクール代表，日本ペットドッグトレーナーズ協会（JAPDT）理事長

●佐野葉子　東京福祉大学・大学院　准教授・応用生命科学博士，助産師，保育士，動物介在教育・療法学会副理事長

●檜垣　史　Buddy Buddy，一宮 AAE ドッグスクラブ主宰，CPDT-KA，CBCC-KA，CDBC，PADA エバリュエーター，セラピーアニマル評価者，動物介在教育エデュケーター

●的場美芳子　前掲

執筆者 (執筆順)

●鹿野正顕　前掲

●佐野葉子　前掲

●的場美芳子　前掲

●向　宇希　Animal-funfair わんとほーむ　代表

●名和圭子　前　赤穂市立塩屋幼稚園　園長

●要　武志　株式会社リ・ハピネス　児童発達支援・放課後等デイサービス　すりーぴーす代表取締役

●山本真理子　帝京科学大学生命環境学部アニマルサイエンス学科　講師・学術博士

●北川健史　株式会社アニマルライフ・ソリューションズ

●土田浩生　川田医院　医学博士　総合内科専門医

●押野修司　埼玉県立大学保健医療福祉学部作業療法学科　准教授，動物介在教育・療法学会副理事長，作業療法士

●鹿野　都　学術博士，帝京科学大学非常勤講師，スタディ・ドッグ・スクール，株式会社アニマルライフ・ソリューションズ

●柴崎妙恵　株式会社プロキオン，まとば動物病院　愛玩動物看護師

●髙木美妃　株式会社プロキオン，まとば動物病院　獣医師

●生野佐織　日本獣医生命科学大学獣医学部獣医保健看護学科　講師・獣医保健看護学博士，愛玩動物看護師

●青木博史　日本獣医生命科学大学獣医学部獣医保健看護学科　教授・獣医学博士，獣医師

●檜垣　史　前掲

●佐藤美月　学校法人滋慶学園仙台 ECO 動物海洋専門学校　講師

表紙デザイン：野村里香
本文デザイン：青木隆デザイン事務所（青木隆，青木福子）
本文イラスト：青木隆デザイン事務所（青木隆，青木福子），日本グラフィックス
撮影協力：株式会社夢と希望の華　グループホームたなお，赤穂市立御崎幼稚園，
　　　　　学校法人滋慶学園仙台 ECO 動物海洋専門学校

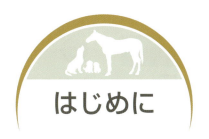

はじめに

　新型コロナウイルス感染症が2020年1月15日に日本国内で初めて確認され，それ以降感染者数は増加し，日本国内での経済，文化をはじめ多岐にわたり大きな影響をもたらした．動物介在介入（Animal Assisted Interventions）の医療・福祉・教育などの分野でも，その活動が制限されるという時期が続いた．

　そのような中で，今だからこそ活動している人たちは横のつながりをもち，ともにこの分野の発展のために研鑽を積むときではないかと若手の実践家や研究者から声が上がった．その主たるメンバーが編集委員である．それではまず教本を作成しようということになり，ご縁があった（株）Gakkenメディカル出版事業部の黒田周作氏に相談し，本書の作成につながった．

　また，時を同じくして国際的な流れも変わってきた．動物介在介入という言葉の定義が検討され，「動物介在サービス（Animal Assisted Services）」を使うことを推奨するようになってきた．このあたりのことは，本書では山本真理子先生に詳しく解説をしてもらっている．加えて，「なぜ動物介在なのか」を科学的な研究の裏づけを基に鹿野正顕先生らに解説をしていただいた．

　そして，執筆者に各専門分野の職業人が入り，動物介在介入の現場で必要な知識や技術の単なる解説だけでなく，それぞれの職種が果たす役割が整理されたことが本書の特色となっている．

　本書は，この「動物介在」という分野に興味をもつ人，現在活動に従事している人，そしてこれから取り組みたい，導入したいという施設の人にもこの一冊を読んでいただければよくわかるように，写真や映像などを組み込み，図表，イラストなどを工夫している．まだまだ盛り込みたいことはあったが，まずはBasic版として，次の実践事例集につなげていきたいと思っている．

　本書の出版に当たり，この分野の人材育成を担っている先生方，そして実践家の方々に，惜しみない協力をいただいた．特に名和圭子氏（前 赤穂市立塩屋幼稚園 園長），向宇希氏（Animal-funfair わんとほーむ），要武志氏（株式会社リ・ハピネス），土田浩生氏（川田医院），押野修司氏（埼玉県立大学）に厚く御礼を申し上げたい．

　そして，本書の主旨を十分にご理解くださり，ご助言を含めてサポートしてくださった（株）Gakkenメディカル出版事業部の方々にも心から感謝申し上げたい．

2024年9月

株式会社プロキオン，まとば動物病院

的場　美芳子

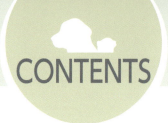

CONTENTS

第1章 動物介在について

1 人の健康や福祉に貢献する動物
/鹿野正顕

1. はじめに …………………………………… 2
2. 動物がもたらす効果 ……………………… 3

2 なぜ, 福祉・医療・教育という多岐にわたるフィールドで動物介在が求められるのか?
/佐野葉子・的場美芳子

1. はじめに …………………………………… 8
2. アタッチメント（愛着）について ……… 8
3. ソーシャル・サポート（社会的支援）について ………………………………………… 9
4. バイオフィリア（生命愛）仮説について ………………………………………… 10
5. おわりに …………………………………… 10

3 日本での動物介在の実践

1. 有料で行う動物介在活動（AAA）の実践 /向 宇希 …………………………… 11
2. 動物介在教育『いのちの授業』/名和圭子 ………………………………………… 15
3. 動物介在療法（AAT）について ～動物を介在させることのメリット～/要 武志 ……… 18

第2章 動物介在の理解

1 動物介在サービス（AAS）について
/山本真理子

1. はじめに …………………………………… 22
2. 用語の発展 ………………………………… 22
3. 用語の整理 ………………………………… 28
4. 動物介在介入に関する研究 ……………… 32
5. まとめ ……………………………………… 33

2 AAIの実施形態の分類
/山本真理子

1. AAIの実施形態 …………………………… 37
2. AAIの実施形態の分類 …………………… 38

3 活用される動物について
/鹿野正顕

1. はじめに …………………………………… 41
2. 活動に参加する動物への理解を深める ………………………………………… 42
3. 介在活動に必要な動物の育成 …………… 50

＊コラム
- セラピーアニマルとしての馬/北川健史 ………………………………………… 58
- コンパニオン・アニマルと呼ばれる介在動物 /的場美芳子・佐野葉子 …………… 61

4 動物の福祉について
/鹿野正顕

1. はじめに …………………………………… 64
2. 動物福祉とは ……………………………… 64
3. 5つの自由 ………………………………… 65
4. 動物福祉の評価方法 ……………………… 66
5. 動物の愛護及び管理に関する法律（動物愛護管理法）………………………… 69

5 対象者への理解と配慮
/佐野葉子

1. はじめに …………………………………… 73
2. 人の発達 …………………………………… 73
3. 動物介在活動（AAA）の対象者 ………… 73
4. 動物介在教育（AAE）の対象者 ………… 75
5. 動物介在療法（AAT）の対象者 ………… 81

＊コラム
- 認知症患者の特徴と対応/土田浩生 ………………………………………… 87
- 作業療法と理学療法/押野修司 ………… 91

第3章
動物介在の実施

① 動物介在の実施に向けて
／鹿野 都

1. はじめに …………………………………… 98
2. AAI・AAS に関わる人材について ……… 98
3. AAI・AAS を実施するにあたっての準備
   ……………………………………………… 99
4. AAA の実施に向けての手続き ………… 101
5. AAE の実施に向けての手続き ………… 103
6. AAT の実施に向けての手続き ………… 105
7. AAE プログラムの立案 ………………… 107
8. サイトアセスメント …………………… 109
9. リスクマネジメント …………………… 113

② PDCA（Plan-Do-Check-Act）サイクルの活用
／編集委員

1. はじめに …………………………………… 116
2. PDCA（Plan-Do-Check-Act）サイクルとは
   ……………………………………………… 116

第4章
動物介在に関わる職種の役割

① 愛玩動物看護師の役割
／柴崎妙恵・髙木美妃

1. はじめに …………………………………… 120
2. AAS に携わるには ……………………… 120
3. AAS コーディネーターの役割 ………… 122
4. 活動当日のサポート …………………… 126
5. 各種書類や案内などの作成 …………… 129
＊コラム
  • 愛玩動物看護師の仕事について／生野佐織
    ……………………………………………… 134

② 獣医師の役割
／青木博史

1. はじめに …………………………………… 136
2. ワンヘルス・ワンメディスン …………… 136
3. 人獣共通感染症 …………………………… 137
4. 疾病予防とワクチン接種 ………………… 140
5. 健康管理・健康検査 ……………………… 144
6. 証明書の発行 ……………………………… 146

③ 介在動物評価者の役割
／檜垣 史

1. はじめに …………………………………… 149
2. 『AAI に係る動物の福祉のガイドライン』
   （IAHAIO 白書） ………………………… 149
3. 介在動物の選定プロセスと課題 ………… 150
4. 活動に適した性格の評価 ………………… 150
5. 実施試験項目例 …………………………… 155
＊コラム
  • 活動に向けた子犬の選択，評価とトレーニング
    例／檜垣 史 …………………………… 159

④ 介在動物のハンドラーの役割
／鹿野 都

1. 介在動物とハンドラーの関係 …………… 163
2. ハンドラーの心得（倫理・マナーなど）
   ……………………………………………… 164
3. ハンドリングの注意点 …………………… 165
＊コラム
  • 介在犬とハンドラーがお互いに信頼できる関係
    になるまで／鹿野 都 ………………… 167

⑤ ドッグトレーナーの役割

1. AAS に携わるドッグトレーナーの役割
   ／鹿野 都 ……………………………… 169
2. AAS における介在動物の役割／鹿野 都
   ……………………………………………… 174
3. 介在犬に教えたい動作について
   ／佐藤美月・的場美芳子 ……………… 175

索引 …………………………………………… 183

Web 動画の見方

お使いのブラウザに，下記のURLを入力するか，右のQRコードを読み込むことで，メニュー画面に入ります．希望の動画を選択し，動画を再生します．

https://gakken-mesh.jp/AAS/

メインメニュー

動物介在活動・教育・療法 必携テキスト Basic Web 動画付

目次

有料で行う動物介在活動（AAA）の実践
- 動物介在活動の実際　①AAAプログラム冒頭
- 動物介在活動の実際　②介在犬の活躍
- 介在犬の準備
- 介在犬へのアフターケア

動物介在教育『いのちの教育』
- 幼稚園での取り組み
- 施行後のミーティング

ドッグトレーナーの役割：介在犬に教えたい動作について
- AASで役に立つオビディエンス動作を教えよう
- 見て，触れて楽しむAAAに役立つ動作を教えよう
- 命ある教育のツールになる動作を教えよう
- 学習の動機づけになる動作を教えよう
- リハビリテーションで役に立つ動作を教えよう

※閲覧環境： ● パソコン (Windows または Macintosh)
　　　　　　● Android OS 搭載のスマートフォンまたはタブレット端末
　　　　　　● iOS 搭載の iPhone/iPad など

● OSのバージョン，再生環境，通信回線の状況によっては，動画が再生されないことがありますが，ご了承ください．
● 各種のパソコン・端末のOSやアプリの操作に関しては，弊社では一切サポートいたしません．
● 通信費などは，ご自身でご負担ください．
● パソコンや端末の使用に関して何らかの損害が生じたとしても，自己責任でご対処ください．
● 動画の配信期間は奥付に示す通りですが，予期しない事情により，その期間内でも配信を停止する可能性があります．
● QRコードリーダーの設定で，OSの標準ブラウザを選択することをお勧めします．
● 動画に関する著作権はすべて (株) Gakken にあります．

▶ 動画収録内容

■ 有料で行う動物介在活動 (AAA) の実践
（第1章 p.11, 13 参照）

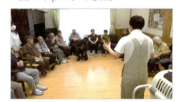

- 動物介在活動の実際　①AAAプログラム冒頭
- 動物介在活動の実際　②介在犬の活躍
- 介在犬の準備
- 介在犬へのアフターケア

■ 動物介在教育『いのちの教育』
（第1章 p.15, 17 参照）

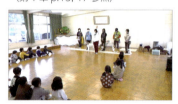

- 幼稚園での取り組み
- 施行後のミーティング

■ ドッグトレーナーの役割：介在犬に教えたい動作について（第4章 p.176, 178, 180, 181 参照）

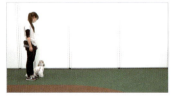

1. AAS に共通する介在犬の基本的な動作
- AAS で役に立つオビディエンス動作を教えよう

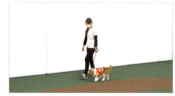

2. AAA に役立つ動作について
- 見て，触れて楽しむ AAA に役立つ動作を教えよう

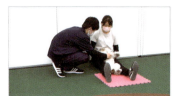

3. AAE に役立つ動作について
- 命ある教育のツールになる動作を教えよう
- 学習の動機づけになる動作を教えよう

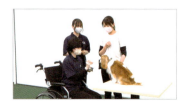

4. AAT に役立つ動作について
- リハビリテーションで役に立つ動作を教えよう

動物介在活動・教育・療法 必携テキスト Basic

第 1 章

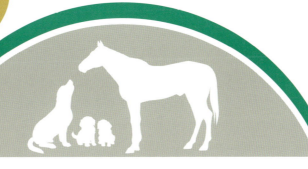

動物介在について

1. 人の健康や福祉に貢献する動物
2. なぜ，福祉・医療・教育という多岐にわたるフィールドで動物介在が求められるのか？
3. 日本での動物介在の実践

1 第1章 動物介在について
人の健康や福祉に貢献する動物

> **本節のポイント**
> ● AAIに期待される効果に関する研究を解説する．
> ● 人の心身の健康や福祉に貢献する動物からの恩恵について理解を深める．

1 はじめに

　私たちは，動物と触れ合うことで心が癒やされたり，痛みやストレスが軽減したり，モチベーションがアップしたり，自尊心が育成されたりと，さまざまな効果があることを古くから感じてきた．そのような効果を期待して治療やリハビリテーション，教育や療育などに取り入れて動物介在介入（AAI：Animal Assisted Interventions）は発展してきた．

　本節では，AAIに期待される効果に関する研究について解説する．人の心身の健康や福祉に貢献する動物からの恩恵について理解を深め，動物介在サービス（AAS：Animal Assisted Services）の基礎的知識としてほしい（AASの詳細については，第2章1節 動物介在サービス（AAS）についてを参照，p.22）．

1 AAIの起源

　ギリシャ神話に登場する医術の神アスクレピオスは，自身の治癒能力を神聖な犬や蛇を通して発揮したという伝説がある（図1）．

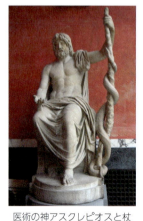

医術の神アスクレピオスと杖
（Nina Aldin Thune, CC BY-SA 3.0（http://creativecommons.org/licenses/by-sa/3.0/），via Wikimedia Commons）

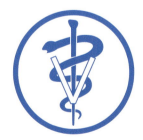

獣医医療のシンボルマーク

■図1　アスクレピオスの杖
アスクレピオスは蛇が巻きついた杖をもっていたが，今ではこの杖が医療・医術の象徴となり，世界保健機関（WHO）や世界医師会（WMA）のロゴマーク，獣医医療のシンボルマーク〔Veterinarian（獣医師）のVと「アスクレピオスの杖」を組み合わせたもの〕など，世界的に広く用いられている．

第1章　動物介在について

　また，18世紀末にイングランドに開設されたヨーク静養所では，精神疾患患者の症状の改善にウサギや鶏などの家畜を用いるなど，動物を介在させた最も古い治療記録も残っているように，古代から人は動物が病気を治す力をもつことを信じ，その治療にさまざまな動物を用いてきた．

　そして1962年，臨床心理学者のボリス・レビンソンは，現代の動物介在療法（AAT：Animal Assisted Therapy）の先駆けとなる，次のような内容の研究を発表した．

> 　引っ込み思案で緘黙（言葉を話すことができない状態）の子どものカウンセリングの際に，たまたま自分の飼い犬のジングルズが子どもと触れ合うと，子どもは自発的に犬と接するようになった．その後，ジングルズを介してレビンソンとも会話ができるようになり，症状が改善していった．

　レビンソンの発表は臨床心理士や医師などの臨床家に大きな影響を与え，その後，さまざまな状況で動物を治療の補助として使用することが試されるようになり，その効果についても多くの研究結果が報告されるようになった．

2　動物がもたらす効果

　これまでのさまざまな研究の結果から，動物は，①心理的効果，②生理的・身体的効果，③社会的効果の3つの効果を人にもたらすことがわかってきた．

1　心理的効果

　心理的効果には，「元気・やる気の増加」，「自尊心・達成感など肯定的感情の増加」，「心理的ストレスの軽減」などが挙げられる．

　動物を飼育する際には，自分が保護者の役割を果たすことによって，責任感や自分が必要とされているという気持ちが育まれる．それが自信や自尊心を高め，自己効力感（「自分ならできる」，「きっとうまくいく」という感情）の向上にもつながるといわれている．

　また，動物は裏切ったり拒否したりすることなく常に人を受け入れてくれることから安心感が生まれ，不安や抑うつの低下に結びつくとも考えられるようになった．

　1989年，トーマス・ギャリティーらは，配偶者を亡くした高齢者を対象に，ペットの有無と抑うつ状態の関係について調査した研究を発表した．

　この研究の結果では，配偶者を亡くし親しい友人がいない高齢者では，ペットと暮らしていない高齢者に比べ，ペットと暮らしている高齢者のほうが抑うつ状態になりにくいことがわかった（図2-①）．さらに，ペットに対する愛着が強いと抑うつが軽減される傾向もみられた（図2-②）．

　配偶者と死別することは，非常に辛く不安も大きくなり，さらに，友人の数が少なければ孤独感も強くなってしまう．しかし，これらの不安やストレスは，ペットと生活し，愛着が深まることで低減されることがわかった．

3

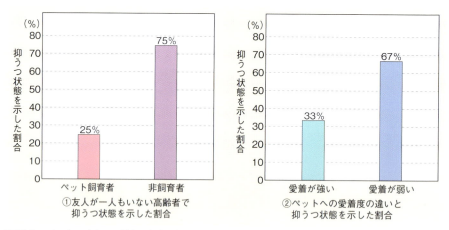

■図2 ペットの有無や愛着の強度と抑うつ状態の関係
(Garrity TF et al：Pet Ownership and Attachment as Supportive Factors in the Health of the Elderly. Anthrozoös 3(1)：35-44, 1989のデータを参考に作図)

【その他の研究事例】
1) 入院中の子どもに，動物介在療法を行ったところ，肯定的な感情の表出が向上し，抑うつが減少した[1]．
2) 長期ケア施設の高齢者に6週間の犬を用いた介在療法を行ったところ，介在療法を受けていない高齢者に比べ孤独感が大幅に減少した[2]．
3) 養護施設に住む高齢者が3か月間，カナリアの飼育を行ったところ，抑うつが減少した[3]．
4) 成人の精神疾患患者を対象に，12週間の家畜を用いた動物介在療法を行ったところ，自己効力感（「自分ならできる」，「きっとうまくいく」と思える認知状態）が高まった[4]．
5) 認知障害のある高齢者に犬を用いた動物介在活動を行ったところ，抑うつとQOLの改善がみられた[5]．

2 生理的・身体的効果

生理的・身体的効果には，「血圧や心拍数の低下」，「血中コレステロール値や中性脂肪値の減少」，「副交感神経活性の亢進（リラックス効果）」，「運動機能（神経・筋肉）のリハビリ」などが挙げられる．

動物との触れ合いによる健康面の効果については，1980年代からさまざまな研究結果が報告されるようになった．多くの研究から，動物と触れ合うことで緊張が解け，ストレスが軽減されることが健康へとつながると考えられている．

1980年，フリードマンスは心疾患患者の退院1年後の生存率とペット飼育の関係を調べた研究を発表した（図3）．この研究の結果では，ペットを飼育していない退院患者は39人中28人（約72％）が退院1年後に生存していたのに対し，ペットを飼育している退院患者では53人中50人（約94％）が生存していた．さらに，飼育するペットが犬以外の患者の生存率は，100％（10人中10人）だった．

ペットが犬であった場合は，「散歩」という運動要因が関係したとによって生存率が伸びた可能性があるが，それ以外の動物飼育でも生存率が伸びていたことから，ペットを飼うことによってストレスが軽減し，生存率が高まることがわかった．

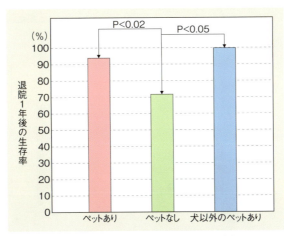

■図3　ペット飼育と退院1年後の生存率の関係

ペットを飼っている人のほうが飼っていない人と比べると退院1年後の生存率が高い．

（Friedmann E et al：Animal companions and one year survival after discharge from a coronary care unit. Public Health Reports 95(4)：307-312, 1980 のデータを参考に作図）

【その他の研究事例】

1) 成人大学生において，本を読んだりおしゃべりしたりするより，犬を撫でたほうが血圧の低下を示した[6]．
2) 3〜6歳の子どもでは，犬がいることで健康診断中のストレスが軽減して，血圧と心拍数の低下がみられた[7]．
3) 高血圧患者がペットを飼育することで，血圧，心拍数，血漿レニン活性（高血圧疾患の指標）の低下がもたらされた[8]．
4) 飼い犬を撫でることで，βエンドルフィン，オキシトシン，プロラクチンなど，幸福感が得られる神経伝達物質が人と犬，両者で増加した[9]．
5) 高齢者は，犬と一緒に散歩することによって副交感神経の活性化がみられたため，犬を連れて散歩することは，高齢者にとってストレスの緩和剤として健康上のメリットが大きい可能性がある[10]．

3 ● 社会的効果

　社会的効果には，「他者との会話の増加」，「他者とのコミュニケーションが円滑になる」，「治療スタッフとの協力関係の形成」などが挙げられる．

　1992年，ハントらはウサギやカメのような小動物が，社会関係の促進にどのような効果もたらすのかを調査した研究を発表した．この研究では，成人の女性が，①ウサギ，②カメ，③シャボン玉をつくる道具，④携帯用テレビのいずれかと一緒に公園の芝生に座り読書をしているとき，その女性に近づいてきた人の数や会話の内容について調査した（図4）．

　その結果，女性に近づいてきた18歳未満の子どもについては，女性がシャボン玉をつくる道具をもっているときに多くの子どもたち（30人）が近づき，次にウサギとカメにそれぞれ19人の子ども

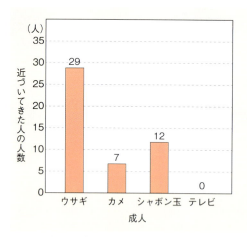
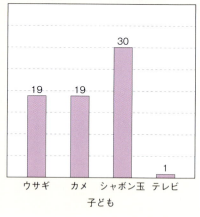

■図4　小動物が社会関係の促進にもたらす効果
ウサギ，カメがあらゆる年齢層の人を引き付け，会話を始めるきっかけとなっている．
(Hunt SJ et al：Role of small animals in social interactions between stranger. The Journal of Social Psychology 132(1)：245-246, 1993 のデータを参考に作図)

たちが女性に近づいてきた．また，女性に近づいてきた 18 歳以上の成人に関しては，ウサギを連れているときが最も多く（29 人），次にシャボン玉をつくる道具（12 人），カメ（7 人）という順番で女性に近づいてきた．

さらに近づいてきたすべての人と女性との会話の内容について分析したところ，ウサギがいるときに近づいてきた多くの成人が，自分自身のことよりも一緒にいるウサギのことを多く話していた．

これらの結果から，それほど目立たないウサギやカメなどの小動物でも，一緒にいるだけで面識のない人に友好的な印象を与え，交流するきっかけをつくる効果があることが明らかになった．

散歩のときなど犬が一緒にいると，初対面の人や犬を連れていないときには普段話さないような人とでも，交流したり会話が弾んだりすることがあるが，動物には，人と人の関わりを円滑にしてくれる「社会的潤滑油」としての役割を果たしてくれる能力がある．

このような動物がもつ社会的潤滑油としての能力は，医療の現場に動物が立ち会うことで，患者と治療スタッフとのコミュニケーションが深まり信頼関係が構築され，治療に対して患者が協力的になることによるさらなる治療効果も期待できる．

【その他の研究事例】
1) 犬を連れて散歩しているときのほうが，連れていないときよりも他者からのコンタクトが増え，会話の時間も長くなる[11]．
2) 車いす使用の方が介助犬を連れていると，通行人の笑顔と会話の両方が大幅に増加することで，社会的交流の機会を増やす可能性がある[12]．
3) 8～12 歳の犬を飼いはじめた子どもでは，友人の家への訪問回数が増加した[13]．
4) 7 歳から 13 歳までの自閉症児を対象に作業療法プログラムを実施したところ，動物を取り入れたセッションでは，標準的な作業療法技術のみを使用したセッションと比較して，児童の言語使用と社会的交流が増加した[14]．
5) 犬を連れていることで知らない人からも社会的援助を受けやすくなる[15]．

第1章 動物介在について

引用・参考文献

1) Kaminski M et al：Play and pets：the physical and emotional impact of child-life and pet therapy on hospitalized children. Child Health Care 31(4)：321-335, 2002

2) Banks MR et al：The effects of animal-assisted therapy on loneliness in an elderly population in long-term care facilities. J Gerontol A Biol Sci Med Sci 57(7)：M428-M432, 2002

3) Colombo G et al：Pet therapy and institutionalized elderly：a study on 144 cognitively unimpaired subjects. Arch Gerontol Geriatr 42(2)：207-216, 2006

4) Berget B et al：Animal-assisted therapy with farm animals for persons with psychiatric disorders：effects on self-efficacy, coping ability and quality of life, a randomized controlled trial. Clin Pract Epidemiol Ment Health 4：9, 2008

5) Olsen C et al：Effect of animal-assisted interventions on depression, agitation and quality of life in nursing home residents suffering from cognitive impairment or dementia：a cluster randomized controlled trial. Int J Geriatr Psychiatry 31(12)：1312-1321, 2016

6) Grossberg JM et al：Interaction with pet dogs：effects on human cardiovascular response. Journal of the Delta Society 2(1)：20-27, 1985

7) Nagengast SL：The effects of the presence of a companion animal on physiological arousal and behavioral distress in children during a physical examination. J Pediatr Nurs 12(6)：323-330, 1997

8) Allen K et al：Pet ownership, but not ace inhibitor therapy, blunts home blood pressure responses to mental stress. Hypertension 38(4)：815-820, 2001

9) Odendaal JSJ et al：Neurophysiological correlates of affiliative behaviour between humans and dogs. Vet J 165(3)：296-301, 2003

10) Motooka M et al：Effect of dog-walking on autonomic nervous activity in senior citizens. Med J Aust 184(2)：60-63, 2006

11) Messent P：Social facilitation of contact with other people by pet dogs. In New perspectives on our lives with companion animals, edited by Katcher A et al, p37-46, Philadelphia：University of Pennsylvania Press, 1983

12) Hart LA et al：Socializing effects of service dogs for people with disabilities. Anthrozoös 1：41-44, 1987

13) Paul E et al：Obtaining a new pet dog：effects on middle childhood children and their families. Applied Animal Behaviour Science 47(1-2)：17-29, 1996

14) Sams MJ et al：Occupational therapy incorporating animals for children with autism：a pilot investigation. Am J Occup Ther 60(3)：268-274, 2006

15) Guéguen N et al：Domestic dogs as facilitators in social interaction：an evaluation of helping and courtship behaviors. Anthrozoös 21(4)：339-349, 2008

第1章 動物介在について

❷ なぜ，福祉・医療・教育という多岐にわたるフィールドで動物介在が求められるのか？

> **本節のポイント**
> ● 「なぜ，人は動物に癒されるのか」の原点を考察する．

1　はじめに

本書は，動物介在介入や動物介在サービスに関わる人のための手引書であるが，そもそもなぜ，動物を活用するのかを本節で考えてみたい．

本章第1節の「人の健康や福祉に貢献する動物」で，動物がもたらす恩恵について科学的データに基づき解説しているので，「なぜ，人は動物に癒やされるのか」という原点を探ろうと思う．

従来，「なぜ，動物を活用するのか」という問いに対し，「アタッチメント」，「ソーシャルサポート」，「バイオフィリア」という3つの視点で説明されてきたが（表1），それぞれをもう少し掘り下げて考えてみることにする．

■表1　人が動物を求める3つの視点

- アタッチメント（愛着）：
  もともと動物が持っている本能
- ソーシャル・サポート（社会的支援）：
  他者との繋がりが必要
- バイオフィリア（生命愛）：
  動物や植物に引き寄せられる性質

2　アタッチメント（愛着）について

アタッチメント理論（愛着理論）は，精神科医のジョン・ボウルビィが提唱した概念である．愛着理論は，主な養育者（父親や母親など）の世話・養育を求める乳児の行動を意味する．子どもは不安や恐怖があったときに養育者に接触することで，安心を取り戻すが，見知らぬ人が接触しても，子どもは安心を取り戻すことができないのである．

ボウルビィは愛着行動のパターンを「発信行動」，「定位行動」，「能動的身体接触行動」の3つに分けている．この理論に照らし合わせて，飼育者（世話をする人）に養育を求めるコンパニオン・ドッグ（家庭犬）の愛着行動をみてみると，次のようになる．

乳児の発信行動：泣く・笑う・声を出すなど→犬の発信行動：クンクンと鼻で鳴く・吠えるなど
乳児の定位行動：目で追う・接近するなど→犬の定位行動：目で追う・飼い主の傍にいるなど
乳児の能動的身体接触行動：抱きつく・よじ登るなど
　→犬の能動的身体接触行動：膝に上がってくる・前足でしがみつく・手を舐めるなど

飼育者が，犬を「子ども」と表現することがあるように，母子間と同じように犬と飼育者の間にも

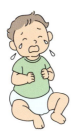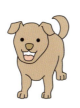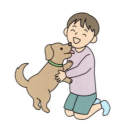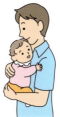

同様な愛着行動がみられる．子どもは成長して内面的なアタッチメントが形成・発達すると，愛着行動は減少していくとされているが，犬はずっと愛着行動が続く．

つまり，犬は「いつまでも手のかかる子ども」であり，飼育者の愛着の対象となっていることがわかる．

また，最新の研究によれば，犬は人間の「家族の一員」に近い関係を築けることがわかっている．犬は不安になったときに，生まれつき人間に助けを求める習性があり，母と子の絆形成に重要な役割を果たす「オキシトシン（幸せホルモン）」が，人間と犬の絆形成においても重要な役割を果たしていることが明らかになっている．

3 ソーシャル・サポート（社会的支援）について

ソーシャル・サポートは，周囲の人々から与えられる物質的・心理的な支援の総称である．たとえば，健康的な食事や運動，禁煙などを続ける際に，家族や周りの人々からのサポートを受けることで，これらの行動が長続きしやすくなる．

ストレスがあっても周囲の人々からのサポートによって，ストレッサー（ストレスの原因）を前向きに捉えて対処できるようになるのである．今日においては，コンパニオン・アニマル（愛玩動物）が家族として認識され，社会の一員としての役割を担うようになってきたと考えられる．

たとえば，犬の飼育者も「犬友」と呼ばれる仲間ができることで，お互いに犬の世話や散歩を頼んだり，アニマルセラピーなどのボランティア活動に一緒に参加するなどの相互扶助が生まれている．

また，犬を連れている人といない人では，連れている人のほうが声を掛けられるという調査報告があるように，地域社会にもたらす恩恵について，社会関係資本（ソーシャル・キャピタル）という視点からも，家庭犬はさまざまな状況の違いを超えて，よりよい社会的相互関係を築く手助けとなっているといえる．

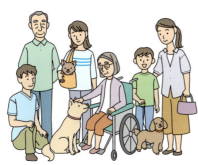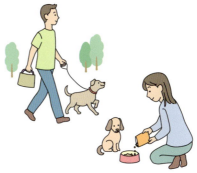

4　バイオフィリア（生命愛）仮説について

　バイオフィリア仮説は，生物学者のエドワード・O・ウィルソンが1984年に著書『Biophilia』で提唱した「人間は潜在的に他の生物との結びつきを求める傾向，本能を持っている」という仮説である．

　バイオフィリア仮説では，進化の結果として，人間には「生命や生命に似たプロセスに注目する生得的な傾向」があり，「情動」と「魅力」という2つの心理的反応がそれらと結びついていると仮定している．そして「情動」と「魅力」は，ストレス軽減理論（SRT：Stress Reduction Theory）と注意力回復理論（ART：Attention Restoration Theory）という2つの仮説の基礎ともなった．

　人は自然から幅広い利益を享受してきた．都市に住んでいても，庭園や屋内で植物を育てることなど，さまざまな自然の要素を利用している．自然との接触は，メンタルヘルスの改善や認知機能の向上など，さまざまなポジティブな効果をもたらすことが科学的にも示されている．

　そう考えると，動物は自然の一部であり，コンパニオン・アニマルと呼ばれる動物たちは，私たちにとって一番身近な自然と考えることができる．人々が森林浴や野外活動を好むように，私たちがコンパニオン・アニマルを側におきたいと思うのは潜在的に自然を求めているからと考えられる．

 ## 5　おわりに

　このように3つの視点から，動物活用の根本にある人が動物を求める理由を探った．

　著者らは「人は自然の一部であり，自然を思い起こさせてくれる一番身近な存在はコンパニオン・アニマルといえる」と考えている．

　著者らの恩師である養老孟司氏は現代社会を「脳化社会」と呼び，「都市というのは人間の意識が作り出した，脳や頭で考えてしつらえた世界である」といった．

　また著書『超バカの壁』の中で，「都市化するということは自然を排除するということです．脳で考えたものを具体的に形にしたものが都市です．自然はその反対側に位置している」と述べている．世界の人口の8割が都市に住んでいることを考えれば，自然を求めることは必然といえるのではないだろうか．

　動物介在が行われている教育施設，医療施設，福祉施設などは，脳や頭で考えてしつらえた世界である．ゆえに，人の本能や本性を呼び起こす介在動物を求めるといえるのかもしれない．

引用・参考文献

1) 中野明徳：ジョン・ボウルビィの愛着理論－その生成過程と現代的意義－．別府大学大学院紀要 19：49-67，2017
2) Beetz A et al：Psychosocial and Psychophysiological Effects of Human-Animal Interactions：The Possible Role of Oxytocin. Front Psychol 3：234, 2012
3) Wood L et al：The Pet Factor - Companion Animals as a Conduit for Getting to Know People, Friendship Formation and Social Support. PLoS One 10(4)：e0122085, 2015
4) エドワード・O・ウィルソン：バイオフィリア：人間と生物の絆．平凡社，1994
5) 養老孟司：唯脳論．筑摩書房，1998
6) 養老孟司：超バカの壁．新潮社，2006

第1章 動物介在について
3 日本での動物介在の実践

本節のポイント
- 日本で行われている動物介在の実践を知り，その過程と効果を知る．

1 有料で行う動物介在活動（AAA）の実践

1 わんとほーむの取り組み

1）「タロウか…？」，「いえ，あむちゃんです」

こうした会話から，著者のAAAサービスは始まる（図1）．開始前，対象となる方々（以下，対象者）と会話やスキンシップを行い，さり気なく状態把握に努め，職員とも事前ミーティングを実施する．

ときには，対象者の状態や職員配置，課題点や介在犬の体調などを総合的に考慮し，AAAプログラムを直前で変更する場合もある．

2）「動かんのか…？」，「これ，ぬいぐるみです」

AAAプログラム冒頭は，通例の動物ぬいぐるみで介在犬をなでる練習を実施する（図2）．事故は許されないため，毎回さまざまな工夫を行うが，これはその代表的なアプローチであり導入部分として重要視している．期待感・高揚感を高める小道具であり，関節可動域や認知症の進行度合い等，身体状態確認の役目も担う．

更に，担当職員の声掛け頻度や関わり方，待機位置の確認など，アイスブレイクであるとともに重要な情報収集源だ．

3）「動くのか…？」，「はい，動物なので」

介在犬の登場も，プログラム構成として驚きや感動を1つずつていねいに演出し，わかりやすく紹介することにこだわっている（図3）．同時に，介在犬の登場時間の軽減を図り，負担感の少ない全体構成を心掛ける．介在犬のストレスサインなど心身観察に努め，AAA満足度を総合的に高めることが重要だ．

動物介在活動の実際　　動物介在活動の実際
①AAAプログラム冒頭　②介在犬の活躍

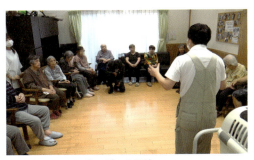

■図1　AAAのサービスの開始

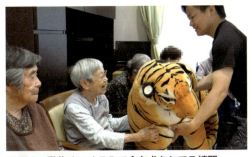

■図2　動物ぬいぐるみで介在犬をなでる練習

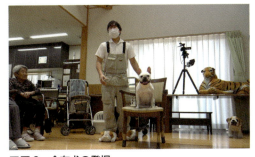

■図3　介在犬の登場

（以降，掲載した写真・動画は承諾を得ています）

4）「柴犬か…？」，「いえ，フレブルです」

　1頭ずつ登場した介在犬は，対象者と順番にふれあいを開始する（図4）．背中からなでることをまずはセオリーとし，名前の呼びかけとあいさつをしていただく．再度ぬいぐるみを対象者になでてもらい，そのすぐ後を介在犬が追いかけるイメージだ．順番は，期待感や驚きの演出のため，2匹目を必ず大型犬と決めている（図5）．

　なお，本サービスは，介在者である著者と介在犬2匹にて出張訪問料（平均18,000円/回）を定めている．

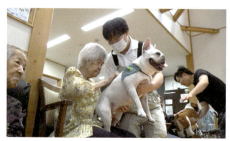
■図4　対象者と順番にふれあいを開始

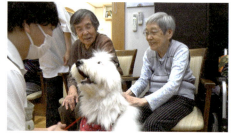
■図5　対象者とのふれあいの様子

5）「美味しそう…」，「それ，犬のおやつです」

　AAAプログラムの形式は自由であり，その関わり方は無数にある．室内実施の際，半円や扇形，ハの字型の席配置が多く，どこの席に座っていても介在犬を常に目で追えるよう工夫する．AAAの開催規模は施設によりさまざまだが，20人前後の対象者で実施することが多い．各席の巡回時は，1対1の会話になり過ぎないよう配慮しながら全体を観察しつつ，時間配分を考慮しながらテンポ良く楽しく，大きな声で明るく展開していく．

　後半プログラムは毎回変更している．季節感を取り入れた着せ替えやおやつあげ，簡単な参加型アジリティにクイズなど幅広く実施する（図6，7）．ほかに大型玩具での乗馬体験や飛び出すアニマル絵本体験，創作活動等を盛り込む場合もある（図8）．

　クロージング時，私が描いた塗り絵をお土産や宿題として現場に渡して終了（図9）．常に，対象者が参加する形式をとり，オープンおよびクローズド・クエスチョンを使い分ける．対象者内で常に代表者を選出して関わり，役割を提案したりと飽きさせない工夫を随所に入れる．総合的なケア・エンターテイメントとしても，各現場に選ばれる存在になっていくことが重要である．

※介在犬の準備とアフターケアの様子です（図10，11）．

2　事例からの学びと著者の想い

　著者が小児がんサバイバーであるとともに，介護職として長年従事してきたなかで，医療・福祉・介護現場において，そこで暮らす人々の制限・制約が多いことも理解している．そうした生活環境下における動物の存在意義は，著者の経験上からも高いと感じている．そして，このサービスを継続するなかでも，その確証はさらに積み上がっている．ケースを1つ紹介したい．

　愛知県の某介護老人保健施設に対し，初めて訪問ミーティングを実施したのは，2011年の東日本大震災直後のことである．施設ではおむつ等の物資が足りないなど，慌ただしく大変な状況下での会議となった．現在まで定期的な訪問を継続しているが，今回はそこに入所されていた男性について話したい．

第1章 動物介在について

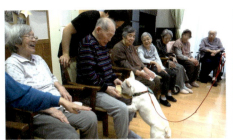
■図6　おやつあげの様子

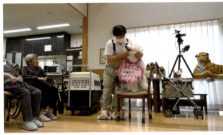
■図7　介在犬のお誕生日を対象者とお祝い

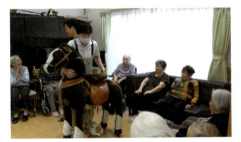
■図8　大型玩具である馬の乗馬体験

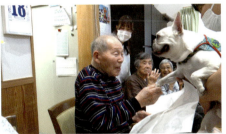
■図9　クロージング時の介在犬とのあいさつ

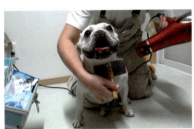
■図10-1　介在犬の準備

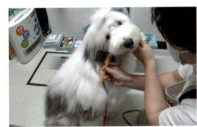
■図10-2　介在犬の準備

介在犬の準備

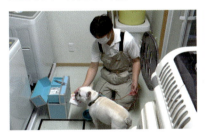
■図11-1　介在犬へのアフターケア1

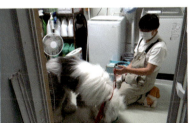
■図11-2　介在犬へのアフターケア2

介在犬への
アフターケア

＊

　すでにお亡くなりになったが，AAA開始当初はまだ杖歩行状態だった．介在犬の訪問を毎月楽しみにされていたが，その後，車椅子からリクライニング車椅子，そして寝たきりへと，心身の状態低下は加齢とともに進行していった．そして5年後，経管栄養にて開催時間とタイミングが合わず，グループでのAAA参加も困難になってきたが，「介在犬と会わせたい」という職員の申し出から居室巡回を依頼され快諾した．
　対象フロアにおけるプログラム全体の時間配分などを変更して対応を開始した．その後，会話やコ

ミュニケーションも取りにくくなり，人生の最終段階となるなかでも，コロナ禍を含め訪問は継続された（訪問の可否は，随時ミーティングを実施して決定）．

　出会いから10年近く経過したある日，施設の担当職員より「昨晩，息をひきとった」との電話をいただいた．訃報とはいつも突然なのかもしれないが，その連絡を別施設のAAA開催直前に受け，自然と涙がこぼれた．

　訪問時，いつもベッドサイドの車椅子に大型犬が座り，お顔を眺め，枕元には小型犬が添い寝した．居室の壁には，介在犬と一緒に撮影した若い頃の写真が飾られているなど，さまざまな瞬間がフラッシュバックした．施設内だけの関係性ではあったが，10年近いお付き合いをこの仕事を通じてさせていただき，人の「老い」を学んだ．この場をお借りして改めてご冥福をお祈りするとともに，心より感謝申し上げたい．

　　AAA訪問のたび，いつも思う．介在する私の想定以上に，対象者の喜びや期待値は高い．大好
　　きな介在犬とともに，こうした人の笑顔をつくれる仕事ができていることが幸せだ．明日もまた
　　責任と覚悟をもち，この事業を続けていこうと思う．

3 ●おわりに

　著者はこの分野全体が，もう少しビジネスとして成り立っていくことを望んでいる．ボランティア中心の実践や募金・寄付での運営，資格発行ビジネスや補助金活用，他事業での補填やクラウドファンディング等での運営が多くなるなか，AAAの「無料イメージ」の定着を懸念している．それは，将来的に本分野を志す者や，利用希望施設などにも根ざす概念ともいえ，AAAサービスのみで採算を合わせていくという挑戦的な視点もあえて提言したい．

　駄菓子1つでも，数十円で購入する．私たちが実践しているAAAは，正当な対価を現場に請求する価値が，介護レク（要介護者などに対するリクリエーション）や生活リハビリ等の視点にて十分存在すると信じている．

　そのため，本分野を志す人材の定着，安定したアプローチ実践，本分野の地位向上などに鑑みても，わが国の医療・福祉・介護関連法案および制度，保険外サービスなどの枠組みから，エビデンスを踏まえたうえでどのように予算を勝ち取るかを真剣に議論し，それに見合う良質なサービスを継続的に展開する必要がある．

　いつかこの模索・構築を続けていくなかで，「日本らしいAAA事業」をつくり上げていくこともまた，次世代のための重要な責務と考える．

　著者が行っているAAA事業の詳細については，下記に示す当事業所ホームページ等を参照してほしい．

　■Animal-funfair わんとほーむ（代表：向　宇希〔むかいひろき〕）
　ホームページURL：http://wantohome.sakura.ne.jp/
　依頼先：https://recreation.everyplus.jp/customers/recreations/266
　Instagram：https://www.instagram.com/wantohome/

2　動物介在教育『いのちの授業』

1 ●『いのちの授業』のはじまり

　著者の地元である兵庫県赤穂市には，動物介在活動（AAA：Animal Assisted Activity）で病院訪問等を2003年より行っている犬仲間がいた．その仲間たちが動物介在教育（AAE：Animal Assisted Education）に興味をもち，これを赤穂市に広めたいとの思いで，本書の監修者の的場美芳子先生にアドバイスをお願いした．

　的場先生には活動の取り組みに向けての研修を行っていただき，ハンドラーが必要な知識を身に付けられるようにしていただいた．また，市の教育委員会に対して取り組みを前向きに検討してもらえるように，AAEについて詳しい説明をしていただき，その結果，教育委員会から取り組みに対して了解が得られた．

　そして，実施場所として白羽の矢が立ったのが，当時著者が勤めていた御崎幼稚園だった．今から19年前に赤穂市教育委員会からの依頼を受け，著者らが「動物介在教育『いのちの授業』」を始めることになったのである（図12〜16）．

2 ●『いのちの授業』の実際

　教育の場（幼稚園内）に犬を入れることが初めてだったので，園児が安全に犬との関わりがもてるようにするため，実施に至るまでに多くの時間を要した．

1）保護者の同意，協力

　まずは保護者の了解を得るため事前に役員会で説明し，全職員にはハンドラーや犬をうまく迎え入れてもらえるか，授業をどのように進めていくのがよいか等，何度も打合せをていねいに行い，犬とのリハーサルのなかで共感し合い，お互いの思いを伝え合った．

　事前の保護者へのアンケートで，犬を怖がらないか，犬に触れたことがあるか，動物のアレルギーがあるか等の項目を確認し，また授業に加わるハンドラーはAAEに関する研修を受けていること，犬については，セラピー活動を行っている団体の資格を取得していることを保護者に伝えた．

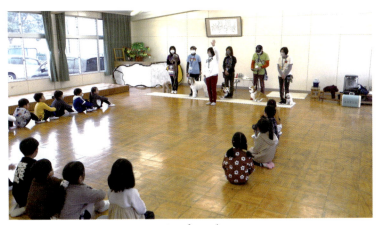

幼稚園での取り組み

オープニング

■図12 『いのちの授業』の様子　　　　（以降，掲載した写真・動画は承諾を得ています）

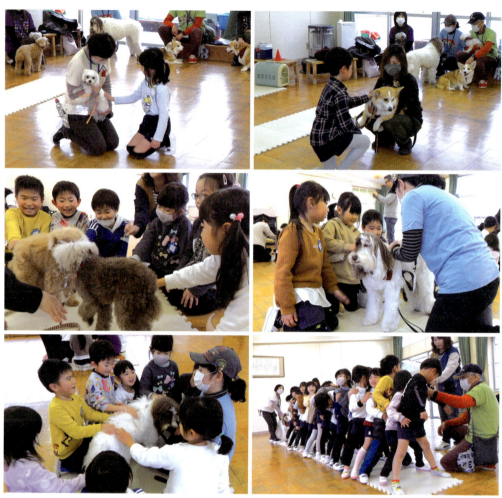

■図13 『いのちの授業』での触れ合い

保護者の同意，協力が得られ，保護者のみのデモンストレーションも行い，実施に至ることができた．動物アレルギーのある子どもも一人いたが，教室の後方で見ることで保護者の同意も得た．

2）子どもと犬とハンドラーの出会い

第1回目は，子どもたちは室内に入るなり犬を見て「わあーワンちゃんだ」，「大きいのも小さいのもいる」，「かわいいなあ」と大興奮の出会いだった．子どもたちの笑顔，ワクワク集中，温かい雰囲気で始まった．

犬と友だちになるとき，大声を出さない，走らない，飼い主さんに「触っていいですか」と聞く，触るときは手をグーにして犬に匂いを嗅がせてから触ることを説明し，生き物や人への思いやりの気持ちを身に付けてもらうようにしてもらった．また，犬や人の心音を聞かせたり，犬と一緒にゲームをしながら命の大切さを伝えた．

子どもたちは，全員が集中し，真剣な表情でうなずきながら聞いていた．そして，何より犬たちの仕事モードの落ち着いた姿と子どもたちを見つめるやさしい眼差しが印象的で，園児たちもワクワク

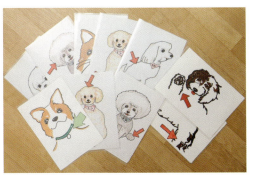
■図14 『いのちの授業』で用いる犬のイラスト

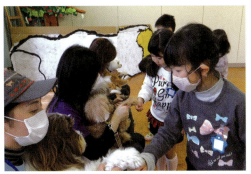
■図15 犬とさよならをする子ども

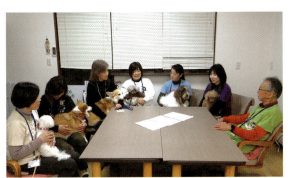
■図16 終了後のミーティング

施行後の
ミーティング

しながら，しつけられた犬の動作に釘付けとなっていた．参観された教育委員会指導主事からも「子どもたちが生き生きとして犬と触れ合い良い授業ですね」との感想をいただいた．

3）出会いが心を育てる

　犬とハンドラーさんたちとの出会いは，子どもたちの心に残る出会い，命の出会い，ぬくもり体験をとおした，人としてのやさしさや思いやりの心を育てる大切な人権教育であると思う．今でも当時の園児に会うと，犬のことや授業のことを懐かしく話してくれる．

　犬3頭，ハンドラー2名から始まり，現在は犬8頭，ハンドラー6名で活動しているが，19年間で70回あまり実施した．今後も引き続き『いのちの授業』を続けていきたいと考えている．

　そして，これからも子どもたちにとって豊かな教育の場が広がることを願っている．

3 動物介在療法（AAT）について～動物を介在させることのメリット～

　著者はもともと麻布大学の学生時代に障害をもった人たちへの乗馬体験を提供していた．その後セラピーとして動物介在療法（AAT：Animal Assisted Therapy）を日本で普及させることに併せて自分の仕事にすることを目的に理学療法士の資格を取得した．病院や療育センターでの活動を経て，現在は児童発達支援・放課後等デイサービスの制度を利用して動物たちを介入させた活動を実施している．

　これまで主に馬，犬，イルカを使った活動を過去に実施してきた（図17～19）．その経験をもとに動物を介在させることのメリットについて私見を述べたい．

1 モチベーション

　著者がリハビリテーション（以下リハ）の対象としているのは子どもたちである．知的発達の遅れのある子どももいる．

　高齢者のリハをやっていたときは，本人が元の生活や仕事への復帰，趣味を再開することを目的に，本人のモチベーションがあるなかでリハを実施する．そのためこのリハをやる目的や，やった後にどう効果が出るのかを理解して取り組んでくれるので，多少苦しいことや困難なことがあっても取り組んでくれた．

　一方でまだ小さな子どもたちはリハの意味を理解できない子も多い．そんな子どもたちのモチベーションを上げようと，好きなことや物などを駆使してこちらが引き出したい動きをなんとかやってもらおうと苦労していた．

　しかし，動物で介入するだけで，あれだけ苦労して引き出していた動きをいとも簡単に子どもたちは発揮してくれる．モチベーションは認知や運動発達に大きく影響する．まさに「好きこそ物の上手なれ」である．動物をうまく介入させることで効果的な発達支援ができるということである．

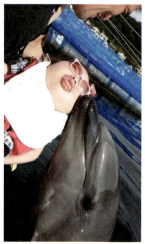

■図17　人工呼吸器をつけた女児とイルカとのふれあい

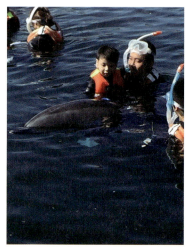

■図18　お父さんと一緒に初めてのイルカとのスイム

（以降，掲載した写真は承諾を得ています）

過去に認知症の高齢者Aさんのご家族から相談があったことがある．Aさんは昔，軍馬を世話していたことがあった．認知症の進行により自信がなくなり外出することが減り，家で過ごすことが多くなっていた．家で過ごす時間が長くなると刺激もなく，より認知症の症状が進行するリスクがある．

著者らはAさんのことを知り馬を使った活動を実施した．軍馬の世話をしていたこともあり，馬の扱いも上手で家族やスタッフから褒められることがAさんのモチベーションを高めた．月に2～3回ほどの介入だったが，馬の世話をするための服が必要だ，馬にあげるニンジンも，と買い物に出かけるようになり，馬のことをもっと知りたいと本屋にも出かけるようになった．馬に上手に乗るためのホームエクササイズ（筋トレとストレッチ）にも意欲的に取り組んだ．何より家族との会話が増え，明るくなったとご家族も喜んでくれた．

セラピーを実施するうえで，対象者の方が楽しめる環境をつくることはとても重要である．そのために動物たちはとても大きな役割を担ってくれる．

2 共同注視

共同注視とは同じものを2人以上の人が見て，同じものに関心を向けることである．社会性やコミュニケーションを発達させるうえでの基礎を築くもので，感情の共有や人間の社会的能力の基本になるものともいわれている．

見る対象は何でもいいのだが，動物は自然と目が付きやすいし動きもあるので注意を集めやすいという利点がある．同じものを一緒に見ているということを理解するのがまず第一歩である．

その後「馬って大きいね」，「砂浴びして気持ちよさそう」，「犬が尻尾を振って喜んでいる」などの会話から大きさを学んだり，砂浴びって気持ちいい，犬が喜んでいるなどの感情理解へとつながっていくのである．

3 ノンバーバルコミュニケーション

コミュニケーションのなかには言語を使うバーバルコミュニケーションと言語を使わないノンバーバルコミュニケーションが存在する．ノンバーバルコミュニケーションとは表情，目線，身振り・手振りのジェスチャー，接触，相手との間合いや距離感等のことである．われわれと動物がコミュニケー

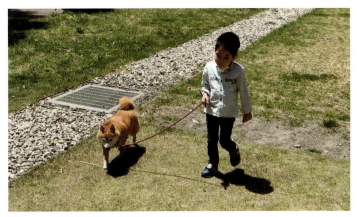

■図19　気管切開をした男児と散歩でコミュニケーション

ションをとるときには主にこれらを活用していることになる.

具体例をあげると，犬と散歩をするときに言葉で指示することもあると思うが，言葉がなくともあの角を曲がり，お互いぶつかることなく歩くことができているのは，お互いの視線や体の動かし方，距離感などを判断して同じ方向へ進んでいるからである．馬に乗り，手綱や脚を通して進みたい方向を伝えることもそうである．

もちろん人間の社会のなかでもノンバーバルコミュニケーションは重要な役割をもっており，人前で話すとき，視線が合ったり頷いてくれている人がいると話しやすかったり，元気のない様子から「疲れているのかな？」と推察することもできる．

たとえば自閉スペクトラム症（ASD：autism spectrum disorder）の障害をもつ人たちはコミュニケーションを苦手とする．人とのコミュニケーションは苦手でも，人よりもわかりやすいリアクションや行動をする動物で練習することで，コミュニケーションの改善がみられるケースもある．

また，最近はノンバーバルコミュニケーションが苦手で言葉通りにしか理解できない若者が増えている．著者は，これは親が携帯電話などを見ながら子育てをしていたり，友人との連絡も携帯電話が主になっていることなどの影響が大きいと考えている．また健常児も動物と一緒に過ごすことによりノンバーバルコミュニケーションを育てることにつながるのではないかと考えている．

■4●動物が苦手な人への対応

よく聞かれることの1つに，動物が苦手な人への対応がある．動物による介入がすべての人に適応できるものとは思っていないので無理にやる必要はない．しかし，提供する人たちの取り組み方次第で，動物が苦手な人が楽しく参加できることもある．

たとえば，犬や馬と対面することは怖いが，馬の背に乗ってしまえば大丈夫だったということもあった．乗っているうちに乗せてもらったお礼にニンジンをあげたいと対面することができた子どももいた．犬，馬，猫はだめだが，イルカは大丈夫という子どももいた．イルカと楽しく活動できたことでほかの動物へも興味が出て，チャレンジしてみたいと思い活動に参加できるようになった子どももいた．小さい頃は怖かったが，年齢を重ねると大丈夫になる子どもも，友達がやっているところを見て安心して参加できる子どももいた．いろんなきっかけをつくることで克服できる子どものほうが多い印象だが，どうしてもだめだという子どももいる．

この活動を選択しないのであればそれはそれでいい．しかし，この活動を選択したいと思ったときに選択できる場がないということは避けたいと考え，著者はこの活動を続けている．

著者が実施する活動の詳細については，下記に示すホームページを参照してほしい．

■株式会社リ・ハピネス　児童発達支援・放課後等デイサービス　すりーぴーす
代表取締役：要　武志（理学療法士）
URL：https://www.re-happiness.co.jp/index.html

第2章

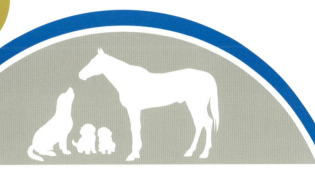

動物介在の理解

1. 動物介在サービス（AAS）について
2. AAIの実施形態の分類
3. 活用される動物について
4. 動物の福祉について
5. 対象者への理解と配慮

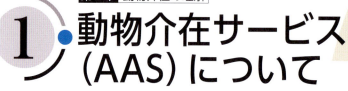

第2章 動物介在の理解

1. 動物介在サービス（AAS）について

> **本節のポイント**
> - 動物介在介入（AAI）に関わる用語の定義を確認する．
> - AAI領域に新たに提唱されている用語を紹介する．

1 はじめに

　本節では，動物介在介入（AAI：Animal Assisted Interventions）に関わる用語の定義を確認し，新たに生まれている用語の整理を行う．また，動物介在介入に参加する動物を表す用語について，動物の役割と動物介在介入が実施される領域ごとに，新たに提唱されている用語を紹介する．

　現在進行形で発展している動物介在介入の分野において，実践されている多様な動物介在介入の位置づけを理解するための一助として，本節が活用されることを期待する．

2 用語の発展

1 動物を活用する取り組み

1）活用の歴史

　動物を人の治療に活用する取り組みの歴史は，紀元前まで遡る．古代ギリシャの医者であり，医学の父とも呼ばれるヒポクラテスは，乗馬が心身に良い効果をもたらすことを記している．この時代，戦いで負傷した兵士を馬に乗せて治療したといわれている．

　その後，16世紀以降にイギリス，フランスなどヨーロッパで乗馬の治療効果が複数の医師により報告され，治療に取り入れられていた記録がある．そして，現在のように世界各地で馬を治療等に広く活用するようになったのは，1960年代に入ってからのことである[1]．

　犬も馬と同様に，治療等の場面で広く活用される動物である．1962年に児童心理学者のボリス・レビンソン博士が，犬の存在が治療を円滑に進めるうえで役立つという報告[2]を発表して以来，欧米を中心に「人と動物の関わり（Human-Animal Interaction）」の研究や動物介在介入への関心が高まっていった．

　当初は，動物介在介入ではなく，「アニマル・セラピー」，「ペット・セラピー」，「ペット・ファシリテイティド・セラピー」という用語が用いられていた．そのほかにも，「ペット・ファシリテイティド・サイコセラピー」，「アニマル・ファシリテイティド・セラピー」，「アニマル・アシスティド・セラピー」など，多様な用語が用いられていた[3]．

　用語の統一が図られる前に，動物を治療等に活用する取り組みが急速に拡大したことが表れている．

2）用語の多様性

　用語の多様性は馬を活用する取り組みにおいても同じで，「ホース・セラピー」，「エクワイン

（equine）・セラピー」,「ヒポセラピー」,「エクワイン・アシスティド・アクティビティーズ・アンド・セラピーズ」,「ホースバック・ライディング」,「エクワイン・アシスティド・サイコセラピー」,「エクワイン・アシスティド・ラーニング」など，さらに多様な用語が存在している.

　日本でも「ホース・セラピー」,「ヒポセラピー」,「乗馬療法」,「治療的乗馬」,「障がい者乗馬」,「乗馬療育」など，欧米で生まれた用語をもとにしたさまざまな用語が用いられている.

3）用語の定義の変遷

　用語の乱立は実践および研究に関わる人々に混乱を生じさせ，分野の発展の障壁になる．人と動物の相互作用（Interaction）の教育,研究,活動を進めていたデルタ協会（現・ペットパートナーズ）は，「Animal Assisted Therapy（動物介在療法）」と「Animal Assisted Activity（動物介在活動）」を定義し,用語の標準化を推進した[4,5].　この当時,現在広く使われている「Animal Assisted Education（動物介在教育）」は動物介在活動に含まれていた[5].

　なお，Animal Assisted Interventions（AAI）という用語は，『アニマルアシステッドセラピー（第2版）』において，KrugerとSerpellによって初めて定義された[6].　ここでは，AAIを「治療的または改善的なプロセスないし環境の一部として動物を意図的に含めるまたは組み入れるあらゆる介入」と定義している[7].

4）IAHAIO の定義

　その後，2014年にヒトと動物の関係に関する国際組織（IAHAIO：International Association of Human Animal Interaction Organizations）が，IAHAIO白書（IAHAIO動物介在介入の定義とAAIに係る動物の福祉のガイドライン）を発行し，「Animal Assisted Therapy（動物介在療法）」,「Animal Assisted Education（動物介在教育）」,「Animal Assisted Activity（動物介在活動）」，そして総称としての「Animal Assisted Interventions」が定義された．2018年の改訂では，「Animal Assisted Coaching/Counseling（動物介在コーチング / カウンセリング）」が追加された（図1）[8,9].　IAHAIO白書で定義された用語は，現在最も広く受け入れられている.

　しかし，いまだに用語の検討は続いており，今後も新たな用語が国際的に受け入れられていく可能性が高い（後述，新用語の提案「動物介在サービス」, p.25 参照）.

動物介在介入

- ●動物介在療法
- ●動物介在教育
- ●動物介在コーチング／カウンセリング
- ●動物介在活動

■図1　動物介在介入に含まれる 4 つの分類

2 ●動物介在介入（IAHAIO の定義）

　前述した通り，この分野の用語は現在進行形で変化している．ここでは国際組織IAHAIOが提唱している白書の定義をもとに用語を説明する[8,9].　ただし，今後，用語の改訂が行われる可能性が高いことから，後述の「動物介在サービス」も参考にして欲しい.

　動物介在介入（AAI：Animal Assisted Interventions）は，健康，教育，福祉等のサービスに，動

■表1　それぞれの動物介在介入に求められる要件

	専門家※による実施/監督	評価・記録	目的，働きかける側面（例）
動物介在療法（AAT）	必要 医療，教育，福祉の専門家 （心理学者，ソーシャルワーカー等を含む）	必要	身体的，認知的，行動的，社会情緒的な機能の向上
動物介在教育（AAE）	必要 一般の教員，特別支援教員	必要	学術的な目標 社会的スキル，認知機能
動物介在コーチング/ カウンセリング（AAC）	必要 コーチ，カウンセラー	必要	個人的な成長の促進，グループプロセスの洞察力・強化，社会的スキル・社会情緒的機能の向上
動物介在活動（AAA）	不要	不要	動機づけ，教育 レクリエーション

AAIを行う者は，活用する動物の行動，ニーズ，健康，ストレスの徴候や状態について，適切な知識をもっていること．
※専門家は正式な訓練を受け，有効な資格や学位，または，それに相当するものを有する者のことをいう．

物（と人のチーム）を意図的に組み込むことで，人が有益な恩恵を得ることを目的に，明確に目標が設定され，構造化された介入のことをいう．

　AAIには，対象とする人と動物に関する知識をもつ人が加わり，学際的なアプローチのもと，介入が開発され，実施されている．このなかには，これから説明する動物介在療法，動物介在教育，動物介在活動，動物介在コーチング/カウンセリングが含まれる（**表1**）．

1）動物介在療法（AAT）

　動物介在療法（AAT：Animal Assisted Therapy）は，明確に目標が設定され，計画，構造化された治療的介入であり，医療，教育，福祉の専門家（心理学者やソーシャルワーカー等を含む）による監督のもと，もしくは専門家自身によって行われるものである．

　ここでいう専門家とは，正式な訓練を受け，有効な資格や学位，または，それに相当するものを有する者のことを指し，AATはこの専門家の業務の範囲において専門的技術をもって行われる．

　AATの経過は評価され，専門的な書類に記録される．AATは特定の集団，もしくは個人の身体的，認知的，行動的，社会情緒的な機能の向上に焦点を当てている．

2）動物介在教育（AAE）

　動物介在教育（AAE：Animal Assisted Education）は，明確に目標が設定され，計画，構造化された介入であり，教育や関連するサービスの専門家による監督のもと，もしくは専門家自身によって行われるものである．

　ここでいう専門家とは，資格（学位）をもつ一般の教員や特別支援教員のことを指す．AAEは集団または個人を対象に行われ，学術的な目標，社会的スキル，認知機能に焦点を当てている．

　AAEを受けた生徒の経過は評価され，記録される．

3）動物介在コーチング/カウンセリング（AAC）

　動物介在コーチング/カウンセリング（AAC：Animal Assisted Coaching/Counseling）は，明確に目標が設定され，計画，構造化された介入であり，コーチやカウンセラーとしての資格を有する専門家による監督のもと，もしくは専門家自身によって行われるものである．

ここでいう専門家とは，正式な訓練を受け，有効な資格や学位，または，それに相当するものを有するコーチやカウンセラーのことを指す．AACはこの専門家の業務の範囲において専門的技術をもって行われる．

AACの経過は評価され，専門的な書類に記録される．AACはAACを受ける人の個人的な成長の促進，グループプロセスの洞察力や強化，さらには，コーチまたはAACを受ける人の社会的スキルや社会情緒的機能を高めることに焦点を当てている．

4）動物介在活動（AAA）

動物介在活動（AAA：Animal Assisted Activity）は，計画され明確な目標を設定して行われる交流や訪問活動で，人と動物のチームによって行われる．

AAAは動機づけ，教育やレクリエーションを目的としているが，AAT，AAE，AACとは異なり，インフォーマルな関わり（informal interaction）となっている．AAAを提供する人と動物のチームは，訪問に最低限必要な基礎的な訓練，準備，評価を受けている必要がある．

いずれの介入でも共通して，AAIを行う者（専門家，専門家の監督のもとで動物をハンドリングする人，動物を連れて行く人）は，関係している動物の行動，ニーズ，健康，ストレスの徴候や状態について適切な知識をもっていなければならない．

5）動物介在介入に含まれない動物と人の関わり

人と動物の関係学（Anthrozoology）が発展してきた1970年代以降の人と動物の関わり（Human-Animal Interaction）や人と動物の絆（Human-Animal Bond）の研究は，コンパニオン・アニマルを飼育することにより，飼い主が動物から受ける身体的，精神的，社会的な効果を明らかにしてきた．

> **用語解説**
> ●インフォーマルな関わり
> 高齢者に対するケアの分野では，制度に基づいて公的機関や介護専門員によって行われる「フォーマル・ケア」に対して，公的機関や介護専門員に頼らずに，家族，友人，近所の人，ボランティアなどにより行われる生活支援を「インフォーマル・ケア」と呼ぶ．AAAは高齢者のみを対象にするものではないが，ここでいう「インフォーマルな関わり（informal interaction）」とは，制度に基づいて専門家によって行われるものとは異なるという意味で使われていると考えるとよい．

しかし，目標を設定し，計画的かつ構造化された介入ではない，通常の家庭でのコンパニオン・アニマルの飼育（ペット飼育）は，AAIには含まれない．同様に，障がいのある人の補助をする補助犬も，障がいの補助という直接的なサポートを超えて，多様な効果をもたらすことが報告されているが，AAIには含まれない．補助犬は一般に治療という位置づけではなく，障がいのサポート（生きた自助具と表現されることもある）とみなされているためである[7]．

動物介在介入に含まれない動物と人の関わりは，図3にも詳しく述べている．

3 ●新用語の提案「動物介在サービス」

1）現在の用語の問題点

IAHAIO白書が2014年に出され，2018年に改訂されたのちも，用語に対する問題はたびたび指摘されてきた[10, 11]．そして，ISAZ（International Society for Anthrozoology）やIAHAIO，そして，PATH Intl.（Professional Association of Therapeutic Horsemanship International）を含む国際学会で，用語を検討するためのワークショップやシンポジウムが開催されてきた．

特に2020年からはこの問題に取り組むワーキンググループが立ち上がり，IAHAIOとAAII（Animal Assisted Intervention International）の会長，その他，馬を含む動物介在介入の実践や研究に携わる

専門家により，定義の再考が行われた．2024年にはその成果が発表され[12]，今後，IAHAIOを含む国際組織もこの定義を採用していくことが予想される．

Binderら[12]は，現在，広く使用されている用語に関する問題点や潜在的なリスクを指摘している．たとえば，「Intervention」という単語自体が複数の意味をもつ点である．日本語では「介入」と訳されているため同様の問題は指摘されていないが，英語圏を中心に他の国では「Intervention」が「治療」や「社会福祉」と同じ意味で使われることがある．また，薬物乱用に関わる分野では「Intervention」が"強制的に干渉して，好ましくない行動を取り除こうとすること"を意味し，そのような意味合いで一般的にも使われている．

このようなことから，「Intervention」という単語を使用すること自体が問題視されている．さらに，用語の一貫性のなさや，明確な用語の欠如は，この分野に求められる基準の設定や，提供者に求められる能力や資格を定めることを困難にしている．

また，「セラピー」を行うことを公言しているものの，無資格者がAATを実践することにより，セラピー（治療）を求めて参加したクライアントが被害を受ける可能性なども指摘している[12]．

研究の側面では，AAIの効果検証において，用語が統一されていないことにより，客観的な結論を導き出すことを困難にしているという（後述，動物介在介入に関する研究，p.32参照）．これらの問題を打開するために，Binderら[12]は，新たな用語を提案し，以下のように定義している．

2）動物介在サービス（AAS）

これまで総称として用いられてきたAAIに代わり，動物介在サービス（AAS：Animal Assisted Services）の使用を提案している．AASは「人の幸福（well-being）を増進することを目的とした治療，教育，支援，および／または改善的なプロセスを提供するために，医療，福祉，教育の専門家が，動物福祉の守られた特別な資格をもつ動物と協働して，促進，指導，仲介するサービス」と定義されている．

AASは，これから説明する3つの分野（動物介在治療，動物介在教育，動物介在支援プログラム）に分類される（図2，表2）．

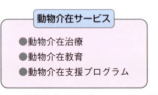

■図2　動物介在サービスの3つの分類

a．動物介在治療（AATx）

現在使用されているAAT（Animal Assisted Therapy）の代わりに，動物介在治療（AATx：Animal Assisted Treatment）を提案している．AATxとは，「精神的，または身体的な医療の専門家による治療法の一種であり，動物を直接的，または間接的に組み入れることが，専門家の治療アプローチの重要な要素となっているもの」を指す．

AATxの専門家は，カウンセリングや作業療法といった免許や資格のある専門職における訓練・監督を受け，そのうえで実際に提供するAATxの専門領域で指導を受けるべきである．

専門領域とは，具体的には，動物介在心理療法，動物介在作業療法，動物介在言語療法などである．

第2章 動物介在の理解

■表2 それぞれの動物介在サービスに求められる要件と領域

	目標 焦点	領域（例）	専門性	目標設定 評価・記録
動物介在治療 （AATx）	治療	作業療法，心理療法，理学療法，心理学，言語療法，カウンセリング，臨床看護，ソーシャルワーク	提供者は免許/学位/資格のある医療，もしくは福祉の専門家.医療従事者は，自身の業務範囲，および国の規制の範囲において実施しなければならない.	必要
動物介在教育 （AAE）	学術面		提供者は免許/学位をもつ教育者.	必要
	社会情緒的学習	心理教育，人道教育，農場/畜舎でのケアプログラム，治療的乗馬，刑務所での教育プログラム，馬介在/ファシリテイティド・ラーニング	提供者は免許/学位をもった教育者，メンタルヘルスの専門家，もしくは，社会情緒的学習・AAEの円滑な進行・動物の行動に知識のある準専門家.	必要
動物介在支援プログラム （AASP）	支援	訪問プログラム，災害や犯罪時の危機支援，馬術サービスによる支援，（提供者に免許/学位をもつ者のいない）読書プログラム，ソーシャルワーク，コーチング，障がい者乗馬，コートハウス・ドッグ	提供者はボランティア，もしくは，AASPの訓練を受けた準専門家.提供者がハンドラーであることが多い.	不要

AATxとAAEでは，専門家自身が動物を扱う場合と，動物のハンドラーと協同して行う場合がある.
AASに関わる動物は，準備，評価，訓練，そして/または登録されていること.
すべてのAASにおいて，常に動物の福祉と倫理的実践を保持しなければならない.

これらに必要な追加の教育や訓練には，人と動物の絆，アニマル・スタディー，動物福祉，倫理的配慮，さらには，AATxを取り入れる特定の分野に基づくAATxの理論と実践方法論などが含まれる.

b．動物介在教育（AAE）

AAE（Animal Assisted Education）の用語はこれまでと変わらないが，定義は修正されている.AAEは，「継続的な教育プロセスの重要な要素として，動物を直接的または間接的に組み込んだ教育プログラム」を指す.

AAE提供者の専門性（学位や訓練の種類）によってAAEの目標とするところは異なるが，学術的，社会情緒的，心理教育的，認知的，職業的，および/または個人的，または組織的な発達を目標としており，感情の制御，対処方法，向社会的スキル，および/または共感性の発達に焦点を当てる場合がある.

犬への読み聞かせプログラムについて，教師や準専門家の監督のもと，読書レベルを向上させることを目的に，教育現場で毎日もしくは毎週犬に読み聞かせを行うような場合はAAEに含まれるが，ボランティアによって図書館で月1回行われるような訪問は次に紹介するAASPに含まれる.

AAEは教育に関わる学位や資格をもった者により提供される場合と，学位をもたないAAEの専門家によって行われる場合がある.後者は提供するプログラムに関連する訓練やコースワークを修了している必要がある.プログラムの目標によってはこのような学位をもたない専門家が，メンタルヘルスや教育の専門家の監督や指示のもとで専門的なAAEを提供することがある.

c．動物介在支援プログラム（AASP）

現在使用されているAAA（Animal Assisted Activity）の代わりに，動物介在支援プログラム（AASP：Animal Assisted Support Programs）が提案されている.AASPは，「人の幸福（well-being）

補　助　犬	研　究　分　野	観察プログラム／ 人道教育※1	その他の関わり
個人と一緒に作業するための犬を提供することは，AAS を構成するとはいえない	動物に関わる知識や動物の健康や福祉に重点を置いている	動物の行動に関する知識を有するファシリテーターによって行われるプログラムである	関わりがファシリテーターや専門家主導ではない．予備知識や教育を必要としない
	例） ・獣医／動物看護 ・ウマ科学 ・動物福祉 ・犬の訓練 ・野生動物 ・動物学	例） ・動物園 ・自然センター ・農場／畜舎 ・自然キャンプ	例） ・ふれあい動物園 ・ペット飼育 ・動物園 ・家庭犬の訓練 ・ファシリティ・ドッグ※2

■図3　AAS に含まれない人と動物の関わりの例

※1 ここに例示されている人と動物の関わりでも，目標設定，専門家による実施など，基準を満たしていれば AAE に含まれる．

※2 ファシリティ・ドッグはAASに含まれないとされているが，「3-①動物介在介入（動物介在サービス）で活用される動物」に示す通り，ファシリティ・ドッグが人の専門家であるハンドラーと組んで，医療や司法の場面でAAI/AASを実施しているケースは，日本や諸外国で広く認められている．ここでも用語が統一されていないことによる混乱が生じている．名称のみで判断するのではなく，ファシリティ・ドッグがどのように活用されているか，その背景まで理解する必要がある．

(Binder AJ et al：Recommendations for uniform terminology in animal-assisted services(AAS)．Human-Animal Interactions 12(1)，2024 をもとに作成)

を支援し増進することを目的とする活動に，動物が直接的または間接的に関与する活動のみ」を含む．AASP はモチベーションの向上，孤独や孤立の防止，緊張や不安の軽減，困難な状況から気持ちをそらすこと，精神的な安らぎを得ることなどを目的としている．

　AASP は提供者の経歴によって，以下に示す3つの異なる方法で行われる．

①そのプログラムに特有の状況／環境における AASP について専門的訓練を受けた，免許／学位をもつ専門家によって行われるもの

②免許／学位，または同等の資格をもつ専門家が，訓練を受け資格をもった動物のハンドラーであるアシスタントと協働して行うもの

③特定の支援活動，特定の状況，環境，対象の集団における相互作用や介入を提供するための教育，技術，経験をもつボランティアによって行われるもの

　AAS にも前項で紹介した一般的な家庭でのコンパニオン・アニマルの飼育や補助犬などは含まれていない．Binder ら[12] は，さまざまな人と動物の関わりを AAS と区別している（図3）．

3　用語の整理

1●動物介在介入（動物介在サービス）で活用される動物

　AAI に参加する動物は，「セラピー・アニマル」と呼ばれることが多い．日本でも，セラピー・ホース，セラピー・ドッグという用語は，一般的に広く使われている．

　しかし，「セラピー」という単語を含んでいるものの，それらの動物が治療を目的とした AAT

に参加する動物を指すとは限らない．高齢者施設で行われる AAA や，学校・教育現場で行われる AAE に参加する動物も，セラピー・アニマルと表現されることは珍しくない．

日本語では「セラピー」というカタカナ表記が，必ずしも医療従事者が行う医療行為と結びつけられて認識されておらず，アロマ・セラピーや森林セラピーなど，医療従事者により治療として実践されているものでなくても，「セラピー」という言葉が用いられている．このため，日本では「セラピー・アニマル」と呼ぶことに対する違和感は少ないかもしれない．

しかし，本来，「therapy」という用語は，健康上の問題を治療することを指すことから，AAT 以外の AAI に参加する動物を「セラピー・アニマル」と呼ぶことは不適切である[10]．日本においても動物介在介入／サービスで活用される動物を表す用語の整理が必要になってくるだろう．

1）セラピー・アニマル（Therapy Animal）（図4）

上述した通り，現在，日本で使われている「セラピー・アニマル」という用語は，あらゆる種類の AAI に参加する動物を表す際に用いられる傾向があり，このあとに紹介する AAI に関わるさまざまな動物の総称という位置づけで認識されている．

しかし，Howell ら[10]は，セラピー・アニマルとは「構造化され，明確に目標を設定した治療を提供する際に，資格を有する医療従事者の業務に組み込まれる動物」に対してのみ使用することを提案している（図5）．

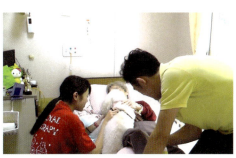

■図4　セラピー・アニマル
特別養護老人ホーム国見苑でのリハビリの様子
（写真提供：的場美芳子氏）

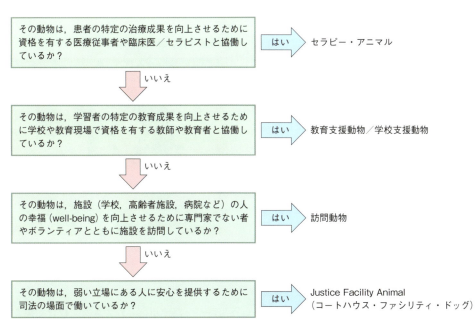

■図5　AAIで活用される動物の分類
（Howell TJ et al：Defining terms used for animals working in support roles for people with support needs. Animals 12(15)：1975, 2022 をもとに作成）

日本で広く受け入れられている用語を変更していくことは困難であるが，動物の名称から生まれる混乱を避けるためにも，動物が活用されている領域を正確に表す用語に移行していくことが好ましい．

2）訪問動物（Visitation/Visiting Animal）（図6）

Howellら[10]は，「適した特性を備え，施設（病院，高齢者施設，学校など）にいる人々に，楽しみやその他の幸福（well-being）の増進をもたらすために，その活動を行うボランティアによって訓練されたコンパニオン・アニマル」を訪問動物と呼ぶことを推奨している（図5）．

現在，日本で行われている多くの動物介在活動（AAA）に参加する動物は，訪問動物ということができるだろう．

■図6　訪問動物
（本書収載の動画「動物介在活動の実際」より）

近年，日本でも行われるようになった子どもの読書をサポートする犬も，基本的には訪問動物に含まれる．本を犬に読み聞かせることによる支援は，アメリカのIntermountain Therapy Animalsによって1999年に実施されるようになった取り組みである[13]．日本では2016年より日本動物病院協会で認定を受けた犬が「読書サポート犬」として活動に参加している[14]．

なお，訪問動物として普段活動している動物であっても，治療を目的としたAATに活用される場合はセラピー・アニマルと呼ばれる．同様に，同じ動物がAAEに参加する場合は，教育支援動物となる．

つまり，名称は動物と一対一の関係にはなく，動物が導入されるサービス（AAIの分類）によって変わるものである．

3）教育支援動物／学校支援動物（Educational / School Support Animal）（図7）

Howellら[10]は，「教育的，または発達的な成果を伴う，明確に目標が設定され，構造化されたプログラムやサービスに従事する，教育現場／学校で働く動物」を教育支援動物／学校支援動物と呼ぶことを推奨している（図5）．

教育現場や学校に存在する動物，すなわち教育支援動物／学校支援動物というわけではなく，AAEの定義のもとにサービスに組み込まれている動物を指す．

そのため，広く日本の教育現場に存在する学校飼育動物であっても，ただ飼育されているだけであれば，ここでいう教育支援動物／学校支援動物とはいえない．

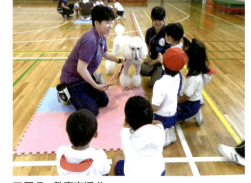

■図7　教育支援犬
（写真提供：鹿野都氏）

日本では，2010年以前から「教育支援犬」という用語が一部で用いられてきた．教育支援犬は，AAEに関する研究で学位を取った鹿野（伊澤）都氏が考案した用語である．当時，鹿野氏は教育支援犬を「学校の授業や心の教育などを含め，子どもの"教育"に関わる犬」と表現した[15]．

現在，動物介在教育・療法学会（ASAET：Asian Society for Animal-assisted Education and Therapy）では，教育支援犬を「初等教育における児童の教育活動を支援する犬」，「教育（社会教育を含む）施設で行われる子どもの学習活動を支援する犬」，「子どもを対象とした教育的なイベントに参加する犬」と定義している[16]．

4）ファシリティ・ドッグ（アニマル）（Facility Dog/Animal）（図8）

ファシリティ・ドッグという用語は，補助犬の育成団体からなる国際連合である Assistance Dogs International（ADI）によって定義されている．ADIはファシリティ・ドッグを「居住施設や医療環境でボランティアもしくは専門家とともに働く特別に訓練された犬」と定義している[17]．

また，ADIはファシリティ・ドッグの働く施設を病院，高齢者施設，教育現場など，特別な配慮の必要な人に対して，特定のサービスを提供する建物や場所と定義している．

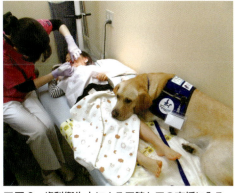

■図8　歯科衛生士による口腔ケアの支援に入るファシリティ・ドッグ
（写真提供：認定特定非営利活動法人シャイン・オン・キッズ）

このような施設で働くファシリティ・ドッグは，複数のクライアントのいる施設内のさまざまな状況において，特定の熟練した任務を遂行できるよう訓練されていなければならず，単に施設のなかにいるだけの存在であってはならないとしている．

日本では病院で働くファシリティ・ドッグが，認定特定非営利活動法人シャイン・オン・キッズ（SOK：Shine On! Kids）により，2010年に導入されて以降，複数の病院でファシリティ・ドッグが働いている[18]．

SOKでは，看護師がファシリティ・ドッグのハンドラーとなり，AAT（AATx）やAAA（AASP）を提供している．また，アメリカを中心に司法手続きにコートハウス・ファシリティ・ドッグ（図5）が導入されている[19]．

コートハウス・ファシリティ・ドッグは，児童権利擁護センターや裁判所に設置されている地区検事の事務所などで働く．司法面接官や児童権利擁護者，検察官など，虐待を受けた子どもと関わる専門家がハンドラーとなり，子どもの支援を行う．このような取り組みは，AAA（AASP）に含まれる．

このように，ファシリティ・ドッグという用語は広く用いられているものの，Howellら[10]は，ファシリティ・アニマルという用語が，そのような定義の使用にとどまらず，教育支援動物，セラピー・アニマル，訪問動物を表す用語としても広く用いられていることから，ファシリティ・アニマルという用語はセラピー・アニマルや訪問動物に置き換えられることを推奨している．

ただし，上述した司法手続きに導入されるファシリティ・ドッグに関しては，いずれにも含められないことから，Justice Facility Animal（図5）という用語を使用することを提案している．

なお，アメリカではこのような犬はコートハウス・ファシリティ・ドッグと呼ばれている[19]．アメリカでは Courthouse Dogs® Foundation が「Courthouse Dogs®」の，日本では認定特定非営利活動法人子ども支援センターつなっぐ（以下，つなっぐ）が「コートハウスドッグ®」の商標権を得ている．

5）付添犬（図9）

付添犬は司法面接や証人尋問などにのぞむ子どもの心理的・精神的負担軽減を目的に子どもに寄り添う犬である．

付添犬は2014年に公益社団法人日本動物病院協会（JAHA：Japanese Animal Hospital Association）のCAPP（Companion Animal Partnership Program）活動をしていた犬が調査官調査に導入されたことがきっかけとなっている．

アメリカで生まれたコートハウス・ファシリティ・ドッグをもとに日本の司法制度や環境に沿った形で運用されているのが付添犬活動である．

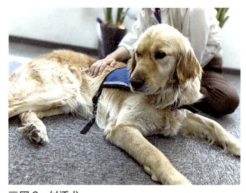

■図9　付添犬
（写真提供：認定特定非営利活動法人子ども支援センターつなっぐ）

安全かつ有効な活動を実現するために，医師，弁護士，獣医師，介助犬訓練士，研究者で構成される付添犬認証委員会（つなっぐ内設置）が，コートハウス・ファシリティ・ドッグに関わる制度の普及啓発や法整備を進めるCourthouse Dogs® Foundationと密に連携を図り，システムを構築してきた[20]．

現在では，JAHAと社会福祉法人日本介助犬協会により，付添犬活動にふさわしい適性とスキルを備えた犬とハンドラーが推薦され，その犬とハンドラーが付添犬認証委員会の認証を受けて現場に派遣されている．付添犬のハンドラーは，司法面接研修を受けて子どもを支援するために必要な知識を有した者が認証されている．

2024年4月時点での付添犬活動は，アメリカのようなファシリティ・ドッグ（施設常勤型）ではなく，訪問動物（施設訪問型）に分類される（第2章2節 AAIの実施形態の分類，p.37 参照）．

今後，司法面接者など，司法手続きに関わる専門家がハンドラーとなり，施設に常駐する形で付添犬活動が行われることも期待されている．

4　動物介在介入に関する研究

1）AAI研究の現状

動物介在介入に関する研究では，効果を示すものが多く報告されている．しかし，示される効果に一貫性がないことは珍しくない．これはAAIならではの特性によるものでもある．

AAIに参加する者の属性（年齢，障がいや病気の種類や程度），抱えている課題，AAIに対する目標は個々に異なる．また，AAIに参加する動物の多くは犬や馬であるが，同じ動物種であっても，品種，性質，事前準備，評価等もまた多様である．さらに，AAIのなかで行われる動物との関わりに統一的なものはない．触れ合い，餌やり，ブラッシング，世話，トレーニング，運動，遊び，（馬の場合）乗馬，馬房掃除，動物の観察など，直接的な関わりから間接的な関わりまで多岐にわたる．そのうえ，AAIの実施頻度，1回あたりの時間，継続期間等の設定にも大きなばらつきがある．

これらの組み合わせのもとで，対象者，動物，提供者（人の専門家，動物のハンドラー）の相互作

用により，AAIが成り立っていることを考えると，1つとして同じAAIは存在しないといっても過言ではない．

　それだけ多様なAAIをひとまとめにして効果の有無を語ることは乱暴ではあるが，特に動物介在療法においては，「根拠に基づいた治療」であることを示すために，より客観的な評価が求められている．

2）メタアナリシスについて

　"Animal Assisted Therapy" というキーワードでヒットするメタアナリシス（複数の研究の結果を統合した分析）だけでも，2015年以降に30以上の論文を見つけることができる（なかにはAAAやAAEに関するメタアナリシスも含まれている）．

　表3（次ページ）はメタアナリシスで示された効果に限定した内容の要約である．表内に※印で示したように，ここで例示した論文間であっても，ある研究では「効果あり」と評価され，他の研究では「効果なし」と評価されるなど，結果に一貫性がない場合もある．

　これはメタアナリシスに含める研究を選択する際の基準の違いによるところが大きいが，いずれの研究も，質の高い研究が限られていたり，研究（AAI）のばらつきが多いことから，さらなる調査が求められていると結論づけている．

＊

　ここまで説明してきたAAIの定義の曖昧さやAAIの多様性が，効果検証を困難にしていることがわかる．ただし，ほぼすべての研究はAAIの効果を認めている．また，研究が積み重ねられてきたことで，より効果のあるAAIの頻度や期間などが少しずつ明らかになってきた領域もある．今後さらなる研究が進められることで，より客観的なAAIの効果が示されていくことへの期待は高い．

5 まとめ

　本節を通してみてきたように，動物介在介入の分野において，定義においても研究による効果検証においても，より厳密な理解を追求する動きがある．しかし，生き物同士の関わりが基本となっていることは，ゆるぎもない事実である．動物介在介入の効果検証を突き詰めるあまり，数字では表せない効果が排除されることは避けなければならない．

　本節の終わりでは量的に評価された論文に限って紹介したが，量的調査では見逃されてしまう細やかな動物介在介入によりもたらされる影響を理解するためには，質的調査も大切である．既存の動物介在介入の実践を尊重しつつ，動物介在介入の対象者個々のニーズに合った動物介在介入が構築され，最大限の効果が発揮されるためにも，引き続き研究や実践の積み重ねが求められる．

■表3　メタアナリシスで示された効果（例）

AAI（種類）	対象	効果
馬介在活動・療法	自閉スペクトラム症のある子ども[21-23]	社会化，参加，不適応行動の改善，言語能力の向上，社会的認知，コミュニケーション，興奮性*，無気力*，過活動の改善，社会的気づき*，社会的動機付け*
	危険にさらされている子ども（非行，虐待など）[24]	従来の介入の代わりとなりうる
	脳性麻痺のある子ども[25]	歩行時の粗大運動機能，運動能力の改善
	若者[26]	精神的・社会的側面に効果がある
	PTSDのある退役軍人[27]	PTSDの症状の減少
動物介在介入（動物種限定せず，ただし，多くは犬）	認知症のない高齢者[28]	生活の質の向上
	高齢者（認知症，もしくは，他の健康問題）[29-31]	抑うつ，孤独感の減少
	認知症のある高齢者[32-35]	無気力，抑うつ*の改善，BPSD，興奮*の減少
	自閉スペクトラム症のある子ども・大人[36, 37]	社会的交流，コミュニケーションの改善，社会機能，幸福
	教育現場の子ども[38]	読み，社会スキルの向上，感情や行動の学習，コミュニケーションの増加
	高等教育の若者[39]	精神的，生理学的，認知的側面に効果は示されず
	限定せず[40]	心拍，不安，ストレスの減少
動物介在介入（動物種限定せず，ただし，馬，犬が多い）	トラウマ，PTSDのある人[41, 42]	トラウマ症状の減少
動物介在療法（ほぼ犬）	入院患者（主に子ども）[43-46]	痛み，不安*，ストレス*の減少，収縮期血圧が低い，拡張期血圧が高い
	限定せず[47]	コミュニケーションの増加
	救急医療または外来医療[48]	効果は示されず

※例示している他の論文で効果がないと評価されている項目
PTSD：post-traumatic stress disorder（心的外傷後ストレス障害）
BPSD：behavioral and psychological symptoms of dementia（認知症の周辺症状）

引用・参考文献

1) Berg EL et al：The life-changing power of the horse：Equine-assisted activities and therapies in the U.S.. Animal Frontiers 4(3)：72-75, 2014
2) Levinson BM：The dog as a "co-therapist". Mental Hygiene 46：59-65, 1962
3) 岩本隆茂ほか：アニマル・セラピーの理論と実際, p.1-2, 培風館, 2001
4) Delta Society：Standards of Practice, p.79, Delta Society, 1996
5) López-Cepero J：Current status of animal-assisted interventions in scientific literature：A critical comment of their internal validity. Animals 10(6)：985, 2020
6) Fine AH et al：Forward thinking：The evolving field of human-animal interactions. Handbook on Animal-Assisted Therapy, Foundation and Guidelines for Animal-Assisted Interventions, 4th ed(Fine AH ed), p.22-23, Academic Press, 2015
7) Kruger KAほか：精神的健康における動物介在介入：定義および理論的基盤. アニマルアシステッドセラ

ピー－実践のための理論的基盤とガイドライン－, 第2版(オーブレイH.ファイン編), p.16-18, インターズー, 2007

8) International Association of Human-Animal Interaction Organizations：IAHAIO White Paper 2014, updated for 2018. The IAHAIO definitions for animal assisted intervention and guidelines for wellness of animals involved in AAI, 2018
https://iahaio.org/wp/wp-content/uploads/2021/01/iahaio-white-paper-2018-english.pdf より 2024 年 4 月 30 日検索

9) International Association of Human-Animal Interaction Organizations：IAHAIO 白書 2014 (2018 改訂) IAHAIO 動物介在介入の定義と AAI に係る動物の福祉のガイドライン, 2018
https://iahaio.org/wp/wp-content/uploads/2021/07/julye21-iahaio-whitepaper-2018-japanese.pdf より 2024 年 4 月 30 日検索

10) Howell TJ et al：Defining terms used for animals working in support roles for people with support needs. Animals 12(15)：1975, 2022

11) Wood W et al：Optimal terminology for services in the United States that incorporate horses to benefit people：A consensus document. The Journal of Alternative and Complementary Medicine 27(1)：88-95, 2021

12) Binder AJ et al：Recommendations for uniform terminology in animal-assisted services(AAS). Human-Animal Interactions 12(1), 2024

13) Intermountain Therapy Animals：R.E.A.D.

14) 大塚良重：子どもたちが犬を相手に本の読み聞かせ R.E.A.D. プログラムを導入した三鷹市立図書館での試み. PetLIVES, 2018
https://petlives.jp/love-dog/13335 より 2024 年 4 月 30 日検索

15) ヒトと動物の関係に関する教育研究センター：教育支援犬とは？ CHANGE 2：3, 2009

16) 動物介在教育・療法学会：動物介在教育「動物介在教育アシスタントコース」基礎編. ≪2017 年改訂版≫ －動物介在教育指導者養成講座－, p.50, 動物介在教育・療法学会, 2017

17) Assistance Dogs International：ADI terms & definitions
https://assistancedogsinternational.org/resources/adi-terms-definitions/ より 2024 年 4 月 30 日検索

18) 認定特定非営利活動法人シャイン・オン・キッズ：ファシリティドッグプログラム
https://sokids.org/ja/what-we-do/hospital-facility-dogs/ より 2024 年 4 月 30 日検索

19) Courthouse Dogs® Foundation：Facility dogs
https://courthousedogs.org/dogs/facility-dogs/ より 2024 年 4 月 30 日検索

20) 子ども支援センターつなっぐ：付添犬について
https://tsunagg.org/tsunaggu-activities/overcome/ より 2024 年 4 月 30 日検索

21) Trzmiel T et al：Equine assisted activities and therapies in children with autism spectrum disorder：A systematic review and a meta-analysis. Complementary Therapies in Medicine 42：104-113, 2019

22) Chen S et al：Effects of therapeutic horseback-riding program on social and communication skills in children with autism spectrum disorder：A systematic review and meta-analysis. International Journal of Environmental Research and Public Health 19(21)：14449, 2022

23) Xiao N et al：Effects of equine-assisted activities and therapies for individuals with autism spectrum disorder：Systematic review and meta-analysis. International Journal of Environmental Research and Public Health 20(3)：2630, 2023

24) Wilkie KD et al：Evaluating the efficacy of equine therapy among at-risk youth：A meta-analysis. Anthrozoös 29 (3)：377-393, 2016

25) Heussen N et al：Equine-assisted therapies for children with cerebral palsy：A meta-analysis. Pediatrics 150 (1)：e2021055229, 2022

26) Fuller-Lovins S：Equine-assisted therapy and learning interventions with youth：A meta-analysis and quasi-experimental study. MSU Graduate Theses, 3811, 2022

27) Palomar-Ciria N et al：Equine-assisted therapy in post-traumatic-stress disorder：A systematic review and meta-analysis. Journal of Equine Veterinary Science 128：104871, 2023

28) Dincer B et al：Effect of animal assisted therapy on quality of life in older adults：A meta-analysis. Geriatric Nursing 43：38-44, 2022

29) Borgi M et al：Dog visiting programs for managing depressive symptoms in older adults：A meta-analysis. The Gerontologist 60 (1)：e66-e75, 2020

30) Jain B et al：Dog-assisted interventions and outcomes for older adults in residential long-term care facilities：A systematic review and meta-analysis. International Journal of Older People Nursing 15(3)：e12320, 2020

31) Chang SJ et al：Animal-assisted therapy as an intervention for older adults：A systematic review and meta-analysis to guide evidence-based practice. Worldviews on Evidence-Based Nursing 18 (1)：60-67, 2021

32) Hu M et al：Animal-assisted intervention for individuals with cognitive impairment：A meta-analysis of randomized controlled trials and quasi-randomized controlled trials. Psychiatry Research 260：418-427, 2018

33) Zafra-Tanaka JH et al：Effects of dog-assisted therapy in adults with dementia：A systematic review and meta-analysis. BMC Psychiatry 19 (1)：

41, 2019

34) Batubara SO et al : Effects of animal-assisted interventions for people with dementia : A systematic review and meta-analysis. Geriatric Nursing 43 : 26-37, 2022

35) Chen H et al : Effects of animal-assisted therapy on patients with dementia : A systematic review and meta-analysis of randomized controlled trials. Psychiatry Research 314 : 114619, 2022

36) Dimolareva M et al : Animal-assisted interventions for school-aged children with autism spectrum disorder : A meta-analysis. Journal of Autism and Developmental Disorders 51(7) : 2436-2449, 2021

37) White L : Animal assisted therapy (AAT) and animal assisted intervention (AAI) for individuals with autism spectrum disorder (ASD) : A systematic review and meta-analysis of randomized control trials (RCT's) and control trial studies and : man's best friend : what is the difference in outcomes (family functioning, quality of life, parental stress and child social communication) in families that have a dog present with children with autism spectrum disorder (ASD) : A control comparison study. Doctoral Thesis, 2020

38) Reilly KM et al : The effects of dogs on learning: A meta-analysis. Anthrozoös 33 (3) : 339-360, 2020

39) Huber A et al : Animal-assisted interventions improve mental, but not cognitive or physiological health outcomes of higher education students : A systematic review and meta-analysis. International Journal of Mental Health and Addiction Nov 15 : 1-32, 2022

40) Ein N et al : The effect of pet therapy on the physiological and subjective stress response : A meta-analysis. Stress and Health 34(4) : 477-489, 2018

41) Germain SM et al : Animal-assisted psychotherapy and trauma : A meta-analysis. Anthrozoös 31 (2) : 141-164, 2018

42) Hediger K et al : Effectiveness of animal-assisted interventions for children and adults with post-traumatic stress disorder symptoms : A systematic review and meta-analysis. European Journal of Psychotraumatology 12 (1) : 1879713, 2021

43) Charry-Sánchez JD et al : Effectiveness of animal-assisted therapy in the pediatric population : Systematic review and meta-analysis of controlled studies. Journal of Developmental & Behavioral Pediatrics 39 (7) : 580-590, 2018

44) Waite TC et al : A meta-analysis of animal assisted interventions targeting pain, anxiety and distress in medical settings. Complementary Therapies in Clinical Practice 33 : 49-55, 2018

45) Feng Y et al : Effects of animal-assisted therapy on hospitalized children and teenagers : A systematic review and meta-analysis. Journal of Pediatric Nursing 60 : 11-23, 2021

46) Zhang Y et al : Effectiveness of animal-assisted therapy on pain in children : A systematic review and meta-analysis. International Journal of Nursing Sciences 8(1) : 30-37, 2021

47) Alviana F et al : The effectiveness of animal assisted therapy on social interaction : A meta-analysis. Indonesian Journal of Global Health Research 2 (4) : 315-326, 2020

48) Gaudet LA et al : Pet therapy in the emergency department and ambulatory care : A systematic review and meta-analysis. Academic Emergency Medicine 29 (8) : 1008-1023, 2021

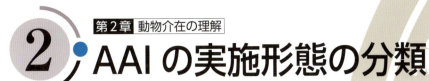

第2章 動物介在の理解
2 AAIの実施形態の分類

> **本節のポイント**
> ● AAI の実施形態の分類について理解する.

1 AAI の実施形態

　動物介在介入（AAI：Animal Assisted Interventions）は，対象者が利用する施設（生活する場所）や対象者の状況，活用する動物の種類，提供者の専門性等によって，さまざまな形態で実施されている.

　図1は，精神科医の横山章光氏が1996年にまとめた分類[1]をもとに，現在，新たに日本で行われているAAIや国際基準に合わせて作り直した分類である.

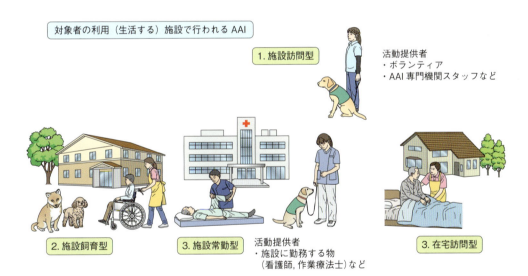

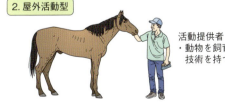

■図1　AAIの実施形態の分類のイメージ

■表1　AAIの実施形態の分類

実施場所	形態	説明
対象者の利用する（生活する）施設	1. 施設訪問型	対象者の利用する（生活する）施設に，活動提供者が動物を連れて行きAAIを実施する型.
	2. 施設飼育型	対象者の利用する（生活する）施設で動物を飼育し，その動物を活用しAAIを実施する型.
	3. 施設常勤型	対象者の利用する（生活する）施設に勤務する専門職（看護師，作業療法士など）が，動物のハンドラー兼活動提供者となり，AAIを実施する型. ハンドラーは動物を自宅に連れて帰り，ともに出勤する.
	4. 在宅訪問型	対象者の自宅に，活動提供者が動物を連れて行きAAIを実施する型.
動物の生活環境	5. 屋外活動型	動物が飼育されている場所に対象者が行き，そこでAAIを実施する型.

　5つの分類があり，対象者の利用する（生活する）施設で行われるAAIとして，「1. 施設訪問型」「2. 施設飼育型」「3. 施設常勤型」「4. 在宅訪問型」，動物の生活環境で行われるAAIとして，「5. 屋外活動型」に分類した.

　かつては，「在宅飼育型」（例：ペット飼育）や「特殊な型（他の治療の補助）」（例：心理療法などで「道具」として動物を導入するもの）も含まれていたが，現在のAAIの定義に当てはめると，ペット飼育はAAIに含まれず，心理療法での動物の活用は，1〜5のいずれかの形態に含まれることになる（表1）.

2　AAIの実施形態の分類

1●施設訪問型

　AAIを行ううえで必要な技術と知識を身に付けた動物のハンドラーと適性のある動物が，対象者の利用する（生活する）施設を訪問し，そこでAAIを実施する形態である.

　高齢者施設，小学校，病院など，多くの施設で施設訪問型のAAIが実施されており，日本で実施されるAAIの主要な形態である.

　活動の提供者は，ボランティア（動物の飼い主やAAIに関わる教育機関の学生など），AAIの専門機関や補助犬の育成団体のスタッフなどである.

　動物の世話や管理は外部の活動提供者が行うため，施設側は動物に関わるコスト（時間や費用）を基本的には負担しないで済む.

　その一方で，施設には対象者やその家族，施設スタッフを含め，多くの人が出入りしている. そのなかには，動物が嫌いな（苦手な）人，動物にアレルギーのある人，病気等により動物と関わることのできない人など，動物との関わりを避けたい（避けなければならない）人も少なからず存在する.

　そのため，施設でAAIを実施する場合は，AAIに参加する人もそうでない人も安心して過ごすことのできるような準備や配慮が必要となる.

2 ● 施設飼育型

対象者の利用する（生活する）施設で動物を飼育し，その動物を活用して AAI を実施する形態である．施設常勤型の動物とは異なり，施設で飼養されている．

動物の世話は施設スタッフが行う場合と，対象者が動物の世話に関わっている場合がある．飼育されている動物は，犬，猫，馬，山羊，鶏など，さまざまである．

施設飼育型の AAI では，動物のハンドラーが必ずしも存在するわけではなく，施設職員が動物と対象者の関わりを促進する役割を果たすこともある．

また，動物の専門職員を雇い，その職員がハンドラーとなって AAI を実施している場合もある．犬を飼育する高齢者施設や馬を飼育する放課後等デイサービスなど，飼育している動物を活用した AAI を提供する施設は日本各地にみられるようになっている．

ただし，飼育しているだけでは AAI には当てはまらない．

施設飼育型の AAI は，動物の世話や動物との時間をかけた関係構築，そこから生まれる対象者同士の相互作用など，一時的にしか関わることのできない施設訪問型の AAI にはないメリットがある．

その一方で，明確な動物のハンドラー（責任者）がいない場合は，動物福祉がおろそかになる危険性があることや，動物にかかるコスト（時間，費用）の施設への負担が大きくなることはデメリットである．

3 ● 施設常勤型

ファシリティ・ドッグ（第 2 章 1 節 3-1 動物介在介入（サービス）で活用される動物，p.28 参照）がこの形態に含まれる．病院等の施設に勤務する人の専門家が，ファシリティ・ドッグのハンドラーとしての技術を身に付けて，施設に常勤する形で AAI を実施する形態である．

動物は施設で飼われているのではなく，特定のハンドラーの勤務時間は施設にいるが，夜はハンドラーとともに帰宅する．

病院の看護師，理学療法士，医師などが，ファシリティ・ドッグのハンドラーとして活躍してきた例がある．

AAI を受ける対象者のことをよく知る医療従事者など人の専門家が，ファシリティ・ドッグのハンドラーとして施設に常勤していることで，対象者に関する専門知識をもったハンドラーを含むチーム医療で動物介在療法（AAT：Animal Assisted Therapy）を提供することができる．

このことは，よりオーダーメード，かつ専門的な AAT を構築し，加えて臨機応変に AAT を提供できるという点で，施設常勤型（ファシリティ・ドッグ）の大きなメリットとなっている．

また，AAT を提供していない時間も対象者と同じ施設にいることで培われた対象者−ファシリティ・ドッグ（およびハンドラー）との関係性は，いざ AAT を行う際に有効に作用する．

一方で，犬のハンドラーになるための適性や，犬にかけるための時間を捻出できる専門職が限られていること，ファシリティ・ドッグにかかる費用などから，導入するためには大きなハードルがあることは否めない．

4 ● 在宅訪問型

AAI を行ううえで必要な技術と知識を身に付けた動物のハンドラーと適性のある動物が，対象者の自宅を訪問し，そこで AAI を実施する形態である．

在宅診療時やソーシャルワーカーの訪問時など，AAI を提供できる場面はいくつか想定されるが，日本でも海外でも他の形態と比べるとあまり盛んに行われている形態ではない．

対象者は動物（およびハンドラー）と一対一で関わることができるため，密な関係性を構築することができる．また，在宅訪問型の AAI 実施環境（自宅）には，対象者と家族の限られた人しかいないため，施設のような多方面への配慮や準備が必要とされないという点では導入しやすい．

その一方で，活動提供者が一度に限られた人にしか AAI を提供できないため，提供者の人手が足りなくなる可能性がある．

5 ● 屋外活動型

乗馬施設や牧場など，動物のいる場所に対象者が出向いて行って AAI を受ける形態である．馬や山羊など，日本では農用動物（家畜）に分類される動物を用いた AAI は，屋外活動型で実施することが多い．活用する動物を日ごろから飼養管理し，よく知る者が AAA を実施する場合と，医療従事者など人の専門家と協働して AAT や AAE を実施する場合がある．

屋外活動型は日常では出会うことの少ない動物が活用されることが多い．また，動物のいる環境は自宅や施設から離れた新鮮かつ自然豊かな空間であることも珍しくない．

そのため，屋外活動型は，動物の新奇性や環境が対象者のモチベーション向上や気分改善につながるという要素を持ち合わせているユニークな形態といえる．

＊

AAI というと動物を施設で飼育したり，施設に外部から訪問してもらう形態をイメージすることが多いかもしれないが，ここで示したように AAI の形態は複数存在する．

対象者のニーズ，施設の希望やキャパシティ等を考慮して，最も合った形態の AAI を選択することで，より多くの人に AAI を提供できる可能性が高まる．

引用・参考文献　　1）横山章光：アニマル・セラピーとは何か，p.25-35，NHK ブックス，1996

3 活用される動物について

第2章 動物介在の理解

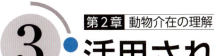

> **本節のポイント**
> - 動物は私たちにさまざまな恩恵を与えてくれるが，どんな動物でもAASに用いることはできるわけではない．
> - AASの活動目的や内容に適した動物や個体を選ばねばならない．
> - AASに活用される動物種とその特性，および育成を解説する．

1 はじめに

第1章1節「人の健康や福祉に貢献する動物」(p.2)でも説明したように，動物は私たちにさまざまな恩恵を与えてくれる．しかし，どんな動物でも動物介在サービス（AAS：Animal Assisted Services）に用いることができるわけではなく，活動の目的や内容に適した特性をもつ動物や個体を選ばなければ，活動中の事故につながるだけでなく，参加する動物にも多大なストレスを与えてしまう．

本節では，AASに活用される動物種とその特性，および育成について解説する．

1 AASに活用される動物の選択について

人と動物の関係に関する国際組織（IAHAIO：International Association of Human-Animal Interaction Organizations）では，「動物介在活動／療法（AAA/AAT）実施に関するガイドライン」が制定されていて，ガイドラインの第1項には動物の選択についての規定が定められている．

その規定では，「AAA/ATTに用いる動物は，正の強化を用いた方法で訓練されたものに限り，野生動物を除く家畜化された動物で，過去から将来にわたり適切に飼育されている動物のみが活動すること」とされている（表1）．

活動の目的や内容に応じた望ましい行動は，日頃からトレーニングを通して教える必要があるが，そのトレーニング方法が罰を主体としたものであれば，動物は多大なストレスを受け，人に対して恐怖心を抱いてしまう．動物たちは，自らの意志ではなく人に求められることで活動に参加しているので，褒めることを中心として望ましい行動を教え，動物が人との関わりを楽しみながら自発的に行動してくれるようにトレーニングをする必要がある．

■表1 AASの活動に向いている動物と不向きな動物

活動に向いている動物[*1]	犬，猫，ウサギ，モルモット，ウマ，ハムスター，鳥，ヤギなど
活動に不向きな動物	フェレット，フェネック，アライグマ，ヘビ，トカゲ，カメなどのエキゾチックアニマル[*2]

[*1] 活動に向いている動物は，長い年月にわたり人とともに暮らしてきた歴史がある．
[*2] エキゾチックアニマルに明確な定義はないが，特に外国産の珍しい動物や飼育例が少ない希少な動物を指していう場合が多く，人との生活の歴史が浅いため，飼育に関して不明な点が多い動物である．

野生の動物を家畜化するということは，人に慣れ，人との生活に適応できる特性をもつように長い年月をかけて改良するということである．そのため，改良されていない野生動物は，人間の飼育のみならず，活動に参加すること自体が大きなストレスとなってしまい，場合によっては人に危害を加えてしまう可能性がある．また，野生動物は人獣共通感染症の調査が不十分なことも多いため，公衆衛生上の問題も生じてしまう．

　さらに，IAHAIOのガイドラインでは，成獣個体より「ストレス耐性が弱い」，「寄生虫や腸内細菌の人への感染の恐れが大きい」，「トレーニングが十分でなく行動の予測がしづらい」などといった理由から，幼齢個体（犬・猫は1歳未満，小動物は6か月未満）は用いないと規定されている．

　「動物の愛護及び管理に関する法律」にも定められているように，人と動物がともに幸せに暮らしていくためには，その動物の習性を正しく知ったうえで，適正な飼養が必要となる．

　AASに用いられる動物も例外ではなく，参加する動物の習性や特徴を理解し，適切な飼育管理，トレーニングを行わなければ，活動での十分な効果を得ることもできず，さらには動物の福祉も損なわれてしまう．

⚫2　活動に参加する動物への理解を深める

■ 1 ●犬と人の関わりの歴史とその習性

　「人とのコミュニケーションをストレスとして感じない」，「目的に応じた行動がトレーニングによって可能」，「活動場所までの移動がしやすい」といった特徴をもつ動物が，活動への参加が向いているといえるが，これらの条件を最も満たしているのが犬であるため，さまざまな活動で活躍をしている．

1）犬の家畜化の歴史

　犬は，最も古くから人とともに生活してきた動物である．犬の起源については諸説あるが，考古学的な研究では，およそ1万2,000年前に，中近東（現在のイスラエルやイラク）のあたりでハイイロオオカミから家畜化されたと考えられている．

　古代人が接してきたオオカミのなかには，本来の攻撃的で神経質な性格とは異なり，穏やかで人に対して友好的なオオカミもいた．古代人は，そのようなオオカミを選んで飼い慣らし，交配して生まれた子どものなかから，さらに人が飼いやすい個体を選び飼い続けた．

　そして，採集狩猟生活を営んでいた古代人たちは，徐々に飼い慣らしたオオカミに狩猟や番犬としての仕事を手伝わせるようになり，オオカミから家畜化された犬が誕生した．

　最も古い犬の骨が発見されたのはドイツのオーバーカッセル遺跡で，今から1万4,000年前の人骨とともに犬の下顎骨が発見された．そして，イスラエルにある約1万2,000年前のアイン・マラハの遺跡（旧石器時代）からは，老人と子犬の骨が一緒に埋葬されているのが見つかった．この老人は子犬を抱きしめた状態で埋葬されていたことから，この頃から人と犬の共同生活が始まり，愛玩動物として飼育していた可能性があることも示唆されるようになった．

　文明の発達とともに，人類はさらに生活の手助けになるように，目的に合わせてさまざまな性質や体型の犬を作出するようになった．非公認の犬種を含めると，これまで800種以上の犬種がつくり出されたが，これらすべての犬種は，分類学上ではたった1つのイエイヌ（*Canis familiaris*）から生

■表 2　国際畜犬連盟による犬種の分類

グループ	使役目的	主な犬種
1G：牧羊犬・牧畜犬	家畜の群れを誘導・保護する犬	ウェルシュ・コーギー・(ガーディガン，ペンブローク)，ジャーマン・シェパード・ドッグなど
2G：使役犬	番犬，警護，作業をする犬	グレート・デーン，グレート・ピレニーズ，ドーベルマンなど
3G：テリア	穴の中に住むキツネなど小型獣用の猟犬	エアデール・テリア，ジャック・ラッセル・テリア，ヨークシャー・テリアなど
4G：ダックスフンド	地面の穴に住むアナグマや兎用の猟犬	ダックスフンド
5G：原始的な犬・スピッツ	日本犬を含む，スピッツ系の犬	柴犬，サモエド，シベリアン・ハスキーなど
6G：嗅覚ハウンド	大きな吠声と優れた嗅覚で獲物を追う獣猟犬	バセット・ハウンド，ビーグル，ダルメシアンなど
7G：ポインター・セター	獲物を探し出し，その位置を静かに示す猟犬	アイリッシュ・セター，イングリッシュ・ポインター，ワイマラナーなど
8G：7グループ以外の鳥猟犬	7グループ以外の鳥猟犬	ゴールデン・レトリーバー，ラブラドール・レトリーバー，コーイケルホンディエなど
9G：愛玩犬	家庭犬，伴侶や愛玩目的の犬	チワワ，パグ，プードルなど
10G：視覚ハウンド	優れた視覚と走力で獲物を追跡捕獲する犬	グレーハウンド，ウィペット，サルーキなど

まれてきたのである．

　あらゆる犬種のなかから，国際畜犬連盟（FCI：Fédération Cynologique Internationale；ケネルクラブなどの国際的な統括団体）は，355犬種（2024年4月現在）を公認し，使役の目的によって10のグループに分類している（**表2**，**図1**）．

2）犬種による行動特性

　現存する純血種は，目的に応じた特性をもつように，人が改良をしてきた．そのため，個体の性格は犬種の特性も強く影響を受ける．

a．犬の行動特性の研究

　2023年，ミラ・サロネンらは犬の性格に影響を与える要因について研究を行った．この研究では，1万頭以上の犬を対象に，その飼い主に「性別」，「年齢」，「犬種」などの犬の基本情報や，「運動時間」，「留守番の時間」といった犬の生活環境，子犬の頃の社会化教育の程度などについて質問をした．

　これらのアンケート結果から，「不安感」，「エネルギー（活発度）」，「トレーニングへの集中度」，「攻撃／支配性」，「人との社会性」，「犬への社会性」，「忍耐強さ」という7つの性格特性がどのような要因に影響を受けているのかが調査された．

　その結果，7つの性格特性すべてに最も強く関連していた要因は「犬種」で，なかでも「攻撃性／支配性」，「人との社交性」，「忍耐力／頑固さ」の特性は，犬種とより強い関連があった．

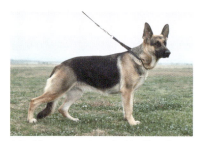
1G：ジャーマン・シェパード・ドッグ

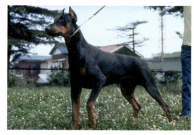
2G：ドーベルマン

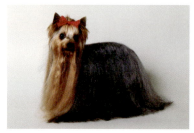
3G：ヨークシャー・テリア

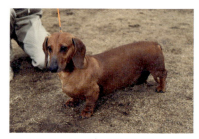
4G：ミニチュア・ダックスフンド

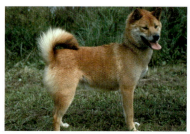
5G：柴犬

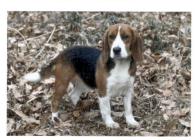
6G：ビーグル

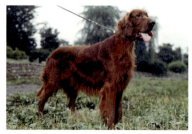
7G：アイリッシュ・セター

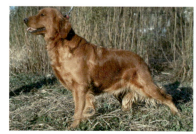
8G：ゴールデン・レトリーバー

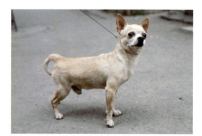
9G：チワワ

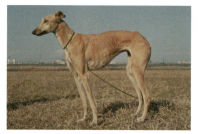
10G：グレーハウンド

■図1　純血種の主な犬種
(㈱ Gakken 写真資料)

アメリカ・ドッグ・ライター協会の元会長のクリス・ワルコヴィッツも，その著書「The Perfect Match：A dog buyer's guide」（1996）で，AAT に向いている犬種として，ゴールデン・レトリーバー，ラブラドール・レトリーバー，ラフ・コリーなどを挙げているが，その特性によっては活動への参加が向いている犬種もいれば，不向きの犬種もいる．

もちろん，同じ犬種でも個体によってその性格は異なるし，純血種ではない個体もいるため，活動で用いる犬を選ぶ際は，犬種の行動特性に合わせ，個々の適性を評価する必要がある．

また，前述したミラ・サロネンらが行った研究結果では，「犬種」以外の環境要因として最も影響を与えていたのが，「子犬の頃の社会化教育の程度」であった．生後 7 週間から 4 か月の子犬の時期に多くの社会化教育をされた犬は，不安感や攻撃性／支配性が低く，トレーニングへの集中度，人間や犬への社会性が高いという性格特性が示された．

このように，犬の性格は「犬種」＝生まれもった遺伝的な「気質」と生活環境で経験する「学習」との相互作用によってつくられる．そのため，どんなに活動に向いている犬種を選んだとしても，子犬の頃からの社会化教育が必須となる．

3）幼いまま成長する

野生の動物は，家畜化され人間と暮らすようになる過程で，外見や気質，行動など幼体の特徴を残したまま性成熟するように変化した．このような変化を幼形成熟（ネオテニー）という．

犬も例外ではなく，祖先とされる野生のオオカミと比較すると，体の小型化，耳が垂れる，マズル（顎）が短くなるなどの外見上の変化や，生涯を通して遊び好きといったように性質や行動にも子オオカミの特徴が色濃く残っている．

このように，家畜化によって幼いまま成長するようになった犬は，生涯を通じて人に依存し，人からの養育を求めるようになった．

2011 年，三井らが行った研究で，犬は「食物摂取」，「運動」，「マッサージ」によって体内のオキシトシン分泌量が増加することがわかった．

オキシトシンは，食事の際や，パートナー・配偶者との接触，マッサージを受けて気持ちよく感じた際に増加するなど，リラックスや安堵に伴う幸福感に関係していることから，「幸福ホルモン」として知られていて，他者との絆を強化する働きもある．

この研究結果からもわかるように，犬が安心して幸せに暮らしていくためには，飼い主が日々の養育（「おやつやごはんを与える」「散歩や遊び」「撫でるなどのスキンシップ」）に時間をかけてあげることが大切であり，その結果として犬の飼い主への信頼が高まり，純粋な誠実さを私たちに示してくれる．

4）人の気持ちに共感することができる

犬は人との長い生活のなかで，人の意図したことを理解し，人の感情に共感する能力をもつようになった．

相手が指差した方向に意識を向けるというのは，相手が意図していることを読み取る能力をもっているからだが，日頃から，犬も飼い主が指を差した方向に視線を向ける姿が見受けられる．しかし，この犬が当たり前のように理解している人の指差しを理解する能力は，チンパンジー以上に高く，トレーニングの有無に関わらず生まれつき備わっている能力であることがさまざまな研究でわかっている．

また，誰かがあくびをするとつられて自分もあくびをしてしまうことがあるが，このあくびが伝染

するという現象は，他者への同情や共感の証と考えられている．特に，親しい人のあくびのほうが伝染しやすいことがわかっているが，犬も見知らぬ人のあくびを見たときに比べて，飼い主のあくびを見たときに，より多くのあくびの伝染性が生じることが明らかになっている．

このように，さまざまな研究で犬が人の意図していることを理解したり，人の感情に共感したりする能力をもつことが明らかになっている．

犬は人間との長い生活のなかで，人間と交流しコミュニケーションをとるための社会的認知能力を発達させてきた．一緒に暮らしていく人間をより理解し，互いの絆を深めるために犬がこの能力を発達させたからこそ，人にとって「最良の友」になったのかもしれない．

5）人と協力し合う能力がある

2000年，ニコラらは，「人と犬」，「犬と犬」，それぞれの遊びのなかで見せる犬の行動を分析した．その結果，犬どうしで遊んでいるときよりも，人と遊んでいるときのほうが「自分がおもちゃを所有することをあきらめる」，「相手（人）におもちゃプレゼントをする」といった行動が頻繁にみられた．

また，遊びの目的が一緒であれば，犬どうしで十分に遊べば人とは遊ばなくなるはずだが，それでも「人との遊び」に対するモチベーションは下がらなかった．つまり，犬は遊びのなかに「人と一緒に何かをしたい」という目標をもち，それを達成するために注意を払い，人の行動を考慮して自分の行為を選ぶといった，協力的な行動を示すことが示唆されたのである．

犬は人と協力して狩りを行うことで，共通の目的を成功させるために人の意図や感情を読み取り，協力的な行動を示す能力を身に付けてきた．そのため，盲導犬や介助犬，動物介在サービスの活動など，さまざまな場面で犬が最も活躍しているのである．

■2●猫と人の関わりの歴史とその習性

猫は，形態的にも生態的にも野生の特徴を残したまま今日に至っている．同じ愛玩動物の代表格である犬に比べると，猫は独立心が強く，人の指示に応じてもらうようにトレーニングをすることが難しいといった習性をもつため，本当の意味で家畜化されているとはいえない不思議な動物である．

1）猫の家畜化の歴史

猫は，生態だけでなく形態も祖先の野生種とあまり変わりなく，出土した遺骨から家畜化を判定することが困難なため，その祖先や家畜化の歴史は正確にはわかっていなかった．

しかし，近年の遺伝子や考古学の研究から，今から約5,000年前に古代エジプトで家畜化されたというのが定説になっている．

古代のエジプトでは，すでに収穫した穀物を貯蔵する習慣があったため，穀物を食い荒らすネズミを食べたり，人の食べ残しを食べたりするために，人に接近したリビアヤマネコを飼い慣らしたのが始まりと考えられている．

エジプトにあるテーベの墓（紀元前1,400年頃）から出土した壁画には，墓の主と家族が湿原で鳥の狩猟をしているのを手伝っている猫の絵が描かれている．また，エジプトのデール・エル・メディナ（王墓や神殿の造営に携わった職人たちが住んでいたところ）などの遺跡からは，椅子の下に猫がいるだけでなく，膝の上に乗り，衣服の袖口にじゃれつく子猫が描かれた壁画が出土している．これらの壁画から，猫は少なくとも今からおよそ3,500年前に，エジプトでリビアヤマネコから家畜化されたことが考えられる．

人のそばで暮らしていたリビアヤマネコどうしが繁殖を繰り返し，やがて現在の猫の形態に変化していくが，犬と違い，人が繁殖に手を加えることはなかったため，猫どうしが自由に繁殖をしながら，猫が自ら家畜化されていったといえる．

家畜化された猫は，多くの家庭で飼われるようになり，人々を守る神（女神バステト）として崇拝されるようになった．そのため，古代のエジプト人は猫をこよなく愛し，遺体をミイラ化して墓地に埋葬していた．

エジプト人が聖なる動物として扱っていた猫を輸出禁止にしていたため，ヨーロッパへ広まったのは比較的遅く，紀元後まもなくであった．ヨーロッパに渡った猫は，またたくまにヨーロッパ全土に広がり，ネズミを捕食することで重宝されるようになった．

しかし，キリスト教の普及とともに，夜行性で隠密の行動をとる従順性のない猫は，次第に悪魔的な存在と見なされ，迫害されるようになる．再び猫の評価が高まったのは18世紀になってからで，この当時，ドブネズミが媒介する伝染病が蔓延したため，ネズミを捕る猫の特性が再評価された．そして，1871年，イギリスで世界初のキャットショーが行われ，この頃から現代の人と猫の関係が始まった．

2）猫種による行動特性

犬種は，使役の目的に応じて人が改良をしてきたため，形態的な違いや行動特性に違いがみられる．一方，猫の使役の目的はネズミ狩りや愛玩とシンプルだったため，選択交配してさまざまな犬種が生まれたのに対し，ほとんどの猫種が自然発生的に生息域に適応したことで誕生した．

そのため，種類による行動特性の違いも明確ではなく，猫種による行動特性について調査した研究も多くない．

a．行動特性の研究

2021年，サラ・ミッコラらは，フィンランドの猫（図2）の飼い主を対象にアンケート調査を行い，猫種による行動特性の違いについて調査した．

猫たちはおおまかに「特定品種グループ（25種）」と「家庭猫グループ」に分けられた．そして，「怖がり」「活動性・遊戯性」「人への攻撃性」「人への社交性」「他の猫との社交性」「過剰グルーミング」「粗相の問題」の7つの特性について猫種ごとに調査し，各特性で猫種の順位を付けた（表3）．

この研究から，犬ほどではないにせよ，猫もその種類によって行動特性に違いが現れるようである．

しかし，日本での猫の飼育頭数は906万9,000頭で，そのうち純血種が19.7％，それ以外（雑種，わからない）が80.3％であり（2023年，ペットフード協会調べ），日本で活動を行う際は，純血種以

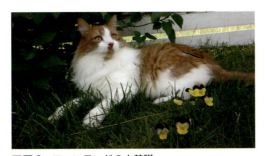

■図2　フィンランドの土着猫
（Suomikun：フィンランドの猫の種類・飼い方・名前の付け方．
https://suomikun.com/finland-cats より 2024年6月25日検索）

■表3 猫の各行動特性の TOP 5

	1	2	3	4	5
怖がり	ロシアンブルー	ランドレース[*1] (短毛)	家庭猫[*2]	ターキッシュバン	シャム・ バリニーズ
活動性・遊戯性	ベンガル	アビシニアン	オシキャット	ターキッシュアン ゴラ	ソマリ
人への攻撃性	ターキッシュバン	家庭猫[*2]	ランドレース[*1] (長毛)	メインクーン	ベンガル
人への社交性	シャム・ バリニーズ	バーミーズ	オリエンタル	サイベリアン	ソマリ
他の猫との社交性	オリエンタル	バーミーズ	コラット	シャム・ バリニーズ	オシキャット
過剰グルーミング	シャム・ バリニーズ	ラグドール	ロシアンブルー	ベンガル	ターキッシュバン
粗相の問題	ノルウェジャン フォレストキャット	ターキッシュバン	ベンガル	シャム・ バリニーズ	家庭猫[*2]

＊1　ランドレース：フィンランド土着の猫.
＊2　家庭猫：品種の特定ができないミックスもしくは特定品種の血統が混じっていたり, 特定品種の身体的な特徴
　　が明らかな個体.
（Mikkola S et al:Reliability and validity of seven feline behavior and personality traits. Animals 11(7):1991, 2021 を参考に作成）

外の猫が用いられる可能性が多いため, 犬以上に子猫の頃からの社会化と, 個々の適性を評価することが必須となる.

3）猫は男性より女性のほうが好き

音を聞く際, 猫の耳介は小さな音を増幅して鼓膜に伝えるのに適した形をしている. 最も増幅されるのは 2,000 ～ 6,000Hz の周波数といわれており, これはちょうど子猫の鳴き声に相当する. また, この範囲の周波数は人の会話音（200 ～ 4,000Hz）の高い部分にあたり, 女性の声のほうが猫にとって聞き取りやすいため女性になつきやすいといわれる.

a．男女に対する猫の行動比較の研究

1988 年にクラウディア・メルテンスとデニス・C・ターナーが, 初対面の男性, 女性, 男の子, 女の子に対する猫の行動を比較するという研究を行った.

その結果, 人が触れ合いたいという意向に対して猫が快く応じた傾向は, 男性より女性のほうが多かったが, その猫の反応の違いは, 次のような人の猫への接し方の違いが関係していた.

①椅子に座ったまま猫にアプローチする男性が多かったのに対し, 女性の多くがかがんで目線を下げ, 優しい声で猫に呼びかけている

②家にいるときは女性のほうが男性よりも撫でる回数が多く, 1m 以上離れて猫とコミュニケーションをとっていた

③子どもは自ら猫に近づいていき, 引き下がる猫を何度も追い回した（特に猫が嫌っていた）

この結果から見ると, 猫が好むのは男性と女性という性別の違いよりも, 猫にとって好ましい接し方をしているかどうかが関係し, 特に男性より女性のほうが猫の接し方が上手な人が多いのかもしれない.

犬に比べて警戒心が強い猫は，人からの積極的なアプローチや無理に触ろうとする行為に不安や恐怖を感じやすいため，猫が寄ってくるのを待って優しく触れ合う必要がある．

3 ● その他の動物（学校飼育動物）

動物介在教育には，訪問動物による授業だけでなく，学校飼育動物のような常駐している動物を介在させる授業もある．

公益社団法人日本獣医師会によると，「学校飼育動物とは『学校で教育の目的を達成するために飼育されている動物』と定義できるが，飼育舎だけでなく教室内や廊下などで飼育されている動物，さらには幼稚園や保育園で飼育されている動物なども含むと解釈できる」としている．

1）ウサギ（図3）

ウサギは，地中海沿岸に生息していた野生のアナウサギを家畜化したものである．草食動物で薄明薄暮性のため，朝方や夕方に活発に活動する．アナウサギは土があると穴を掘って巣をつくり，決まった場所で排泄をするが，普通の便とは異なり，うすい粘膜で覆われていて互いにくっつきあっている盲腸便を食糞する習性がある

群れで生活する動物だが，複数で飼育すると，縄張り意識が強いため雄どうしでケンカすることもある．

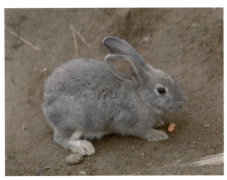
■図3　ウサギ
（㈱Gakken写真資料）

繁殖力が高いので，雄と雌を分けて飼育するか，繁殖しない場合は不妊・去勢手術をすることで望まない妊娠を防ぐことができる．

特に雄どうしはケンカになりやすいため多頭飼いは難しく，「雄（去勢済）と雌」や「雄と雌（不妊済）」が比較的飼いやすいといわれている．雌どうしは雄どうしよりは飼いやすい傾向があるが，相性を見ることが大切になる．

また，環境としては暑さに弱いので湿気がこもらず，風がよく通るようにする必要がある．

2）モルモット（図4）

和名はテンジクネズミで，南米ギアナの原産である．草食動物で夜行性のため，午前中や日中はほとんど寝ているが，飼養環境によって人の生活に合わせることができる．

基本的に群れによる集団生活をする．臆病な動物のため，大きな音などに驚いて物陰に隠れる性質もある．教室内などで飼育する場合に子どもたちの存在がストレスになることもあるので，個体の様子などを考慮したうえで飼育場所を選ぶことが必要になる．排泄物の量が多いので，こまめな掃除が必要となる．

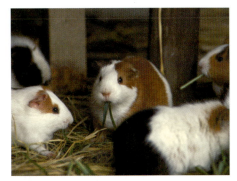
■図4　モルモット
（㈱Gakken写真資料）

3）チャボ（図5）

一夫多妻制で雄を中心とした群れで生活するが，縄張りをもち雄どうしでケンカすることもある．ニワトリに比べれば性格は温厚な傾向がある．

雄は早朝にニワトリのように鳴くが，雌にはこの鳴き声はない．雄の飼育の場合，早朝に鳴くので，周囲に鳴き声が響かないように校舎内や園舎内に入れるなど配慮が必要になることもある

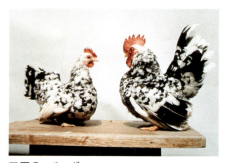

■図5　チャボ
(㈱Gakken 写真資料)

3　介在活動に必要な動物の育成

1　犬の育成

1）犬の社会化教育

a．社会化トレーニングの時期

五感，運動神経が発達し，さまざまな事象に対し好奇心をもつ時期を社会化期という．新規刺激に対し恐怖心，警戒心がない，または低い時期で，子犬や子猫が人や犬，物事，場所などに対し愛着を形成する，適切な振る舞いを身に付けるのに適した期間である．

この時期に適切な経験をしていなければ，将来，同様の状況下に置かれた場合に適切な行動がとれない問題が生じる可能性が高いため，早期に母子分離をしてしまうと，この時期に母犬や同腹犬から適切な学習ができないことが問題になってしまう．

この社会化トレーニングに最も適した社会化期は，一般的に犬では3〜12週齢（図6），猫では2〜9週齢頃を指すが，生後8週齢までは母犬とともに育てることが重要なため〔2021年6月1日より生後56日以下の子犬や子猫の販売を原則禁じる「8週齢規制」（一部例外を除く）を定めた改正「動物の愛護及び管理に関する法律」が施行〕，動物が家庭に迎え入れられてから社会化期が終わるまでの時間は非常に短く，迎え入れられたらすぐに社会化トレーニングを行う必要がある．

3〜5週齢	・新規刺激に対して恐怖心や警戒心を示さない ・社会的接触を図ろうとする行動が急激に増える
6〜8週齢	・新規刺激に対して警戒心よりも好奇心が上回る（感受期のピーク）
8〜12週齢	・警戒心が勝り新しい刺激を避け始める ・不安や恐怖心を示すようになる
13週齢〜	・適切な社会的強化がないと，社会化した対象にふたたび恐怖心を抱くようになる

■図6　犬の行動発達

もちろん，この時期を過ぎたからといって，新しい刺激にまったく慣れないわけではないが，犬では16週齢までに人との接触がない場合，人を恐れるようになることが報告されているように，社会化期と比べ動物の警戒心は強くなり，新規刺激に対し不安や恐怖を強く抱くようになる．

また，社会化期に適切な経験ができたとしても社会化期以後の若齢期〔犬：12週齢〜性成熟まで，猫：8週齢〜性成熟まで（猫の場合，猫種差や個体差が大きく社会化期とも重なる）〕においてもこの経験を継続しなければ，再び恐怖心を抱いてしまう可能性がある．

介在活動に用いる犬は，病院や高齢者施設など，一般の家庭犬ではなかなか出向かない場所に訪問したり，より多くの人に触れ合う機会が多いため，子犬の頃からの社会化教育は特に重要となる．

b．ワクチンプログラムと犬の社会化トレーニングの関係

感染症予防の観点から，十分な免疫が得られるワクチンプログラムの終了まで外出は禁止される傾向があった．しかし，ワクチンプログラムの終了を待てば犬も猫もさまざまな刺激に慣れやすい社会化期に，家庭外の刺激に慣れる機会を一切失ってしまう．

結果として，家族以外の人や家庭外の刺激に対し恐怖や不安を示し，ときには攻撃的になるなど種々の問題行動が生じる危険性が高まってしまう．

ワクチンプログラム終了以前に外出することによって当然感染症のリスクは生じるが，

①移動は抱っこやクレートで行い，屋外では地面に下ろすことを避けスリング（図7）などを利用して社会化トレーニングを行う
②ワクチン未接種または接種歴のはっきりしない犬猫との接触を避ける
③動物病院やしつけ方教室などしっかりと衛生管理された場所を選ぶ

といった対策をとることで感染症のリスクを極力減らし，効果的な社会化トレーニングを行うことができる．

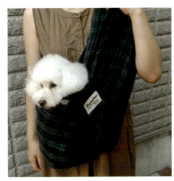

■図7 スリングを使用した社会化トレーニング

c．社会化トレーニングの方法

表4のように，社会化トレーニングは将来出会う可能性のあるものすべてに対し慣らしていくことが必要である．

社会化トレーニングは馴化および古典的条件付け，特に怖いと感じている物や事柄に対しては系統的脱感作と拮抗条件付けを駆使し，動物にとってよい経験を積み重ねていくことが大切である．

子犬や子猫にとって人間社会は未知の物だらけである．人間にとっては何でもない刺激も動物たちにはとっては恐怖の対象となることも珍しくはない．

はじめから目的の強度の刺激（将来経験する刺激）に曝露するのではなく，系統的脱感作を用いて徐々に目的の強度の刺激に近づけていく過程を踏むことが大切である．

まず，動物の好きなおやつやフードを準備し，さまざまな場所で食べさせ，刺激がよいイメージとなるように働きかける（古典的条件付け）．緊張し食べない場合や動けない場合は緊張の対象から離れたところで再び食べ物を与え，徐々に対象に近づくとよいだろう（系統的脱感作と拮抗条件付け）．

このとき，刺激との距離や，刺激に曝露する時間，音量や対象の大きさや動き，スピード，サイズに配慮し，徐々に目的の強度刺激に近づけていくことが求められる．

■表4 社会化トレーニングの対象となる物（事）の例

家庭内	掃除機，ドライヤー，インターホン，テレビ，ドア，食器，台所用品など生活用品そのものと使用に伴う生活音，外から聞こえる音など
屋外	自動車，バイク，自転車，バス，トラック，電車，踏切，ベビーカー，のぼり，工事現場，傘など
人	男性，女性，子ども，高齢者，外国人，獣医師，愛玩動物看護師，トリマー，制服を着た人などさまざまな容姿，さまざまな年代の人
動物	小型犬，中型犬，大型犬，猫，野鳥など
出来事	診察，トリミング，ペットホテル（飼い主との分離），車に乗る，リードや首輪の装着，服を着るなど

d．家庭内の物や屋外の物に対する社会化トレーニング

　家庭内では掃除機や洗濯機など，屋外では自動車やバイクなど，犬が人間社会で暮らしていくうえで慣れておかなければならないさまざまな物がある．

　物への社会化トレーニングは対象となる物から離れた位置でドッグフードや大好きなおやつなどを与えるとよいだろう．震える，吠えるなど恐怖反応がみられない場合は徐々に対象となる刺激に近づき，再び食べ物を与え慣らしていく．

　近づくことによって恐怖反応がみられた場合は再び距離をとって対処する．また，音や動き，大きさなど複数の要素が存在する場合は，1つの要素に絞ることで慣れやすくなる．

　たとえば，走っている車が苦手な場合，まずは止まっている車に慣らし，その次にエンジン音に慣らす．これらが平気になった場合，少し離れた位置で走っている車に慣らし，短時間に複数台の車が通り過ぎても大丈夫になるよう慣らしていく．

　家庭内の物に対する社会化トレーニングは犬を家に迎え入れてすぐに実行すべきである．社会化の観点からはワクチンプログラム終了以前であっても屋外の刺激に対し慣らしていくことが望ましいが，抱っこやスリングを使用するなど衛生面に十分な配慮も必要である．

e．家族以外の人に対する社会化トレーニング

　さまざまな人からドッグフードやおやつをもらったり，おもちゃなどで遊んでもらうなどして慣らしていく．相手から食べ物がもらえないほど緊張している場合は，飼い主から食べ物を与え，対象となる人のそばでも食べられるようにする．その後，対象の人からもらえるようになれば効果的だが，手から食べない場合は投げてもらい，それを食べることから始める．

　人が立ち上がった状態や犬に向かい合って立ったり，覗き込むような行為は動物に恐怖や不快感を与えることがあるので，対象となる人はしゃがむ，横を向く，じっと目を見つめない，急に動かないなどの配慮をしながら慣らすようにする．

　愛玩動物看護師や獣医師，トリマーなど犬が生活していくうえで欠かせない存在の人への社会化トレーニングは特に必要で，治療や処置，カット以外にも，社会化のために触れ合う機会を設けられることが望ましい．

　また，活動に参加することを目指している場合は，将来訪問する施設のスタッフなどに小さいときから慣らすことができれば，活動に参加することへのストレスをより軽減できる．

f．他の犬への社会化トレーニング

　社会化期の適切な経験とその後の継続的な強化がなければ，将来，他の犬を必要以上に怖がったり，

■表5 爪を切る行為のスモールステップによる社会化トレーニングの一例

①爪切りの器具に慣らす

ステップ1	爪切りを地面に置き，その周りにおやつを置き食べさせる．興味を示す場合は匂いを嗅がせたり観察させてもよい．
ステップ2	人が爪切りをもち，おやつを与える．ボディランゲージをよく確認しながら過剰な興奮，恐怖心を抱かなくなるまで続ける．
ステップ3	手にもった爪切りを徐々に犬に近づける．ボディランゲージをよく確認しながら過剰な興奮，恐怖心を抱かなくなるまで続ける．

②四肢を触ることに慣らす

ステップ1	四肢に手を近づけおやつを与える．徐々に近づける距離を縮める．
ステップ2	四肢に軽く触れおやつを与える．徐々に触れる面積を増やす．
ステップ3	脚を持ち上げおやつを与える．徐々に持ち上げている時間を延ばす．
ステップ4	肉球を押したり，爪に触れおやつを与える．徐々に触れている時間を延ばしたり，触る圧力を増す．

③爪を切る行為に慣らす

ステップ1	爪に器具をあておやつを与える．徐々に器具があたる時間を延ばしたり，触れる回数を増やす．
ステップ2	爪を少しだけ切りおやつを与える．
ステップ3	慣れてきたら切る回数や本数を増やしていく．

攻撃的になってしまうなどの可能性が生じる．また通常，社会化期前期に同腹犬や母犬との関わりにおいて，噛みつく力を調節する，いわゆる「噛みつきの抑制」を身に付けるが，関わりが十分でない場合やその後の経験が乏しい場合は，この調節ができない可能性がある．このような問題を生じさせないため，子犬どうしの遊びや，コミュニケーションの上手な成犬との挨拶や遊びを通し，噛みつく力の調節や他の犬との付き合い方を学習させていくことが大切である．

また，遊ぶだけではなく他の犬が同じ空間にいても吠えたり，引っ張ったりしないなど，過剰に反応しないことを身に付けていくことも大切である．犬どうしの相性や体の大きさの違い，遊び方を見誤ると犬にとって不快な経験となってしまうこともあるため，ボディランゲージなど犬の行動に精通した専門家が管理するパピークラスなどの場で実施することが適当だろう．

g．出来事に対する社会化トレーニング

診察やトリミングなど，犬が避けて通ることができない出来事は一生を通じて多数ある．

「爪を切る」ことを例にとってみると，犬はその行為が自分の健康を保つために必要であるとは考えられない．犬によっては保定を嫌がり，爪切り自体にも恐怖を抱くようになる．

また，不運にも痛い思いをした場合，一生苦手になってしまうことも珍しくない．こういった事態を避けるためには，目標とする「爪を切る」行為を段階的に習得していくスモールステップの考え方（①爪切りの器具に慣らす，②四肢を触ることに慣らす，③爪を切る行為に慣らすの3ステップ）が重要となる（表5）．

2）犬のトイレトレーニング

介在活動は屋内で実施することが多いため，子犬の頃からペットシーツなど，決められた場所で排泄をするようにトレーニングをする必要がある．

犬は一般的に，自分の寝床を汚さないように寝床から離れた場所で排泄をする習性がある．また，猫ほどではないが土の上など柔らかいところで排泄をする習性があるため，トイレのしつけが完全ではない子犬は，クッションや足ふきマットなどで排泄を失敗してしまうことがある．

飼い主の就寝時や外出時など，子犬から目を離さなければならないときはサークルなどで過ごさせ，このような失敗を予防する必要がある．しかし，子犬の時期に排尿を我慢できる時間は，「月齢＋1時間」程度であるため，サークルのなかに寝床となるクレートとトイレを設置し，子犬が自発的に排泄できる環境を用意しなければならない．

また，「ご飯や水を飲んだ後」，「寝起き」，「運動（興奮）した後」，「おおよその決まった時間帯」などのタイミングで子犬は排泄をしやすいため，これらのタイミングでトイレに連れていくことで失敗を予防することができる．

排泄を失敗してしまった場合は，叱ったり声をかけたりせず，落ち着いて排泄物を処理することが望ましい．

犬は自分の排泄物の匂いによって排泄が誘発され，匂いが残っているとそこで排泄を繰り返してしまうため，失敗した際の排泄物の処理に関しては，完全に排泄物の匂いを取り去る必要がある．犬の嗅覚は人間のそれをはるかに上回り，人にとっては匂いが消えたように感じても，犬が嗅ぎ取れる匂いが残ってしまうことがよくあるため，排泄物を取り去った後，食器用洗剤や酵素系洗剤，界面活性剤が含まれている消臭剤などで十分に洗浄することでほぼ完全に匂いを取り去ることができる．

3）犬のクレートトレーニング（表6，図8，9）

活動場所への移動は車を利用することが多いが，普段使い慣れているクレートに入って移動をしたほうが，移動の際のストレスが軽減される．また，活動中の休憩場所としても活用できるため，子犬の頃から以下の点に気をつけながらクレートで寝起きできるように習慣づけておく．

もともと巣穴で生活していた犬は，静かで薄暗く囲われたような場所を寝床として好む習性があるため，クレートのように囲われた寝床を好む傾向がある．

一般的に，飼い犬は飼い主から数メートル以内の飼い主が見える場所で休息行動をとることを好む．特に子犬の頃は，母犬や兄弟犬と寄り添って寝るため，飼い主のもとに来てからもベッドなどで一緒に飼い主と寝ていると，単独で寝ることに不安を感じるようになり，常に飼い主と一緒に寝なければ不安になってしまうこともある．

また，縄張り意識の強い犬は，人や他の犬など他個体と寝床をめぐって争いに発展してしまうこともあるため，基本的には子犬の頃から専用の寝床で単独で休息できるように習慣づけることが望まし

■表6　犬のクレートトレーニングのポイント

●クレートに入ることと犬にとってうれしいことを結び付ける 　→クレートのなかで食事をさせる，クレートのなかでコングを与える ●適切な大きさのクレートを用意する 　→高さ：立ったときの頭までの高さ＋5〜10cm，奥行き：鼻先から尻尾の付け根まで＋5〜10cm ●冬場は毛布などを入れクレートのなかを暖かくする ●夏場は風通しがよく涼しい場所にクレートを設置する ●休息をしている最中は干渉しない

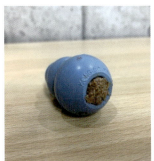
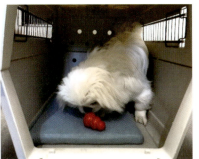

■図8 犬のクレートトレーニング①：コングを与える
コングなどの知育玩具に食事を詰めクレートのなかで与えることで，クレートのなかに入ることが良い印象になる．

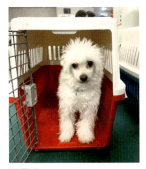

■図9 犬のクレートトレーニング②：適切な大きさのクレート
適切な大きさのクレートを選ぶことで，クレートのなかで安心して過ごすことができる．

く，多頭飼いの場合はそれぞれ専用の寝床を用意する必要がある．

4）「正の強化」を用いたコマンドトレーニング

動物介在サービスでは，「歩調に合わせて歩く」，「離れた場所から呼ばれたら来る」など，ハンドラーの指示に合わせて行動する必要がある．これらの行動を身に付けるために，日頃からトレーニングが必要だが，前述したように，IAHAIOの「動物介在活動／療法実施（AAA/AAT）に関するガイドライン」では，AAA/AATに用いる動物は，正の強化を用いた方法で訓練されたものに限ると規定されている．

a．「正の強化」

動物が何らかの刺激を受けた際，その刺激に対して反応したことで良い結果（快刺激：ご褒美など）が与えられれば，再び同じ刺激を受けた際に同一の反応の頻度が増える．このような学習をオペラント条件付けの「正の強化」と呼ぶ．

たとえば，「スワレ」といったとき犬がお座りをし，結果として好きな食べ物をもらえれば，再び「スワレ」といわれた際にはお座りをする頻度が増える．

動物は報酬（良い結果）が得られると，脳のなかでのドーパミンの分泌量が増加し喜び（快感）が増大して意欲が高まるため，正の強化で学習した行動を意欲的に行うようになる．そのため，正の強化を中心としたトレーニング方法をモチベーショントレーニングと呼ぶこともある．

b．「正の罰」

動物が何らかの刺激を受けた際，その刺激に対して反応したことで悪い結果（嫌悪刺激：叱るなど）が与えられれば，再び同じ刺激を受けたい際に同一の反応の頻度が減る．このような学習をオペラント条件付けの「正の罰」と呼ぶ．

正の罰を主体にトレーニングを行った場合，施設内での活動中に，実際に犬を叱る場面に遭遇したとき，不快に感じてしまう可能性がある．また，犬にとっても常に叱られないかと不安に感じながら参加すれば，活動自体がストレスになってしまう．

日頃から，望ましくない行動を犬が示した場合は，正の罰でのその行動を止めさせるのではなく，望ましい行動を正の強化で教える拮抗条件付けを用いてトレーニングするようにする．

たとえば，人に跳びつく場合，犬がお座りをしたタイミングに報酬を与える．これを繰り返すことで，その場面では，人の前で座る行動が増え，跳びつく行動の予防につながる．

2 ● 猫の育成

1）猫の社会化教育

　猫の社会化期は2〜9週齢頃を指すが，この時期を過ぎても社会化は起こっているため，2〜9週齢を社会化期前期，9〜16週齢を社会化後期と呼ぶこともある．

　社会化期後期でも社会的関係や刺激に慣れることは可能だが，接する相手やその接し方，刺激の種類や程度によっては恐怖心をもちやすい時期であるため，本当に最適な時期は社会化期前期になる．しかし，前述したように，生後8週齢までは母猫と過ごすことが大切なため，適切な時期に新たに迎える飼い主が社会化教育を行うことは現実的に難しく，その役割はブリーダーやペットショップの店員，子猫を繁殖した飼い主（母猫の飼い主）が担っている．そのため，猫を入手するときはその人たちにどのような社会化教育を行ったのかを確認したほうがよいだろう．

　もし，家庭で迎えた際に見慣れない人や音など，特定の刺激に「逃げる」「隠れて出てこなくなる」「攻撃的になる」「過剰に興奮する」「体調を崩しやすい」などのストレス反応がみられたときは，十分な社会化が行われていない可能性がある．

　このような場合，無理に慣らそうとするとさらに恐怖心が増してしまうため，慣らしておいたほうがよい刺激は，系統的脱感作と拮抗条件付けを用いて，徐々に慣らすように心がける．

2）人になつく練習をする

　猫が人になつくようになる要因には，①猫自身の気質，②社会化期前期の経験，③社会化期以降の飼い主の家に来てからの経験などがある．

　猫自身の気質は，親猫から引き継いだ遺伝的な要因であるため，トレーニングをしても人になつきにくい場合がある．

　社会化期前期の経験は，どれくらいの人に慣らしてきたかが関係する．社会化期前期に十分な人への社会化が行われていない場合でも，その後のトレーニングでも人にはなつきにくくなってしまうことがあるため，過度な期待をもちすぎず，猫の様子を見ながら徐々に慣らしていく必要がある．

　社会化期以降の経験は，人に対して子猫が嫌な経験をしたかどうかが関係してくる．人に対する社会化が十分に行われていても，飼い主のもとに来た際に嫌な経験をすると人が苦手になってしまう．猫は警戒心が強くストレスに対して敏感なため，社会化期の経験が十分であっても，社会化期以降も慎重に人に慣らしていく必要がある．

　人に慣らすときは，人から近づくのではなく，猫から興味をもって近づいてくることを待つようにする．また，猫の近くで騒いだり，近づいてきたからといって無理に触るなどの対応も禁物である．猫から近づいてきたら，静かに接するようにし，大好きなご褒美やおもちゃなどを提供して，人に対する良い印象を与えるようにする．

3）人に触れられることに慣らす

　日頃の健康管理では，猫が人に体を触れられることに慣れていることが必須となる．また，猫が活動に参加する際，活動の内容によって対象者の膝の上に乗って撫でられることがあるので，子猫の頃から次に示すステップに沿って，徐々に人に触れられることに慣らすトレーニングを行う（**表7**，**図10**）．

■表7　人に触られることに慣らすトレーニング

ステップ1	・座っている飼い主のそばに猫が自ら寄ってくるまで静かに待つ ・おやつなどを使って気を引かせてもよい ・声をかけると怖がる猫もいるので黙っておやつだけを見せる ・近づいてきたらおやつを与える
ステップ2	・座っている飼い主の膝に猫が自ら乗るようにする ・おやつなどを使って誘導してもよい ・膝に乗ってきたらおやつを与える
ステップ3	・猫の近くに手の甲を近づけ，猫が自ら顔や体を擦り付けてくるまで待つ ・擦り付けてきたらおやつを与える ・おやつを食べている間に撫で続けてもよい
ステップ4	・徐々に四肢を触ることに慣らす（そっと触ったらおやつを与える） ・触ることに慣れてきたら，足先を握っておやつを与える（握る時間を延ばしていく）

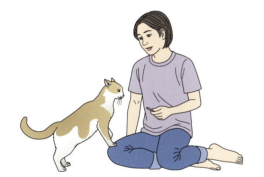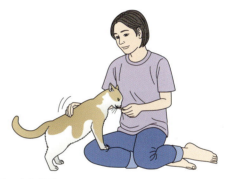

■図10　人に触られることに慣らすトレーニング：おやつを与える

引用・参考文献

1) Salonen M et al：Breed, age, and social environment are associated with personality traits in dogs. iScience 26(5)：106691, 2023
2) Mikkola S et al：Reliability and Validity of Seven Feline Behavior and Personality Traits. Animals 11(7)：1991, 2021
3) Mertens C et al：Experimental Analysis of Human-Cat Interactions During First Encounters. Anthrozoös 2(2)：83-97, 1988
4) デニスC・ターナーほか編：ドメスティック・キャット－その行動の生物学（武部正美訳），チクサン出版社，2006
5) 櫻井富士朗ほか：人と動物の関係の学び方－ヒューマン・アニマル・ボンド研究って何だろう，インターズー，2003
6) 水越美奈監：犬と猫の問題行動の予防と対応－動物病院ができる上手な飼い主指導，緑書房，2018

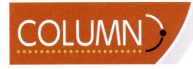

セラピーアニマルとしての馬

1 はじめに

　人が初めてセラピーアニマルとして用いたのが馬といわれている．おそらく当時は身近な動物で，乗ることができたということが理由だろう．この乗ることができるということが馬の最大の魅力であり，人々に与える影響も大きいと考えられている．

　著者自身も馬の姿や躍動感だけではなく，この乗ることができるということに魅せられて長い間馬に携わってきた．著者が馬と深い関わりをもつようになったのは大学時代である．毎日タダで馬に乗ることができるということを理由に馬を飼育している研究室への入室を決めた．毎日大好きな馬の世話しながら，人と動物の関係学や動物のトレーニングについて学び，障がい者乗馬や動物介在教育の活動や研究に日々取り組んだ．

　現在は，動物園の一角にある馬のふれあい施設にて，老若男女，障がいの有無も関係なく，できるだけ多くの来園者に楽しんでもらえることを目指して管理，運営している．

　そして，今まで学んできたことや経験を活かして，ただ動物と接して楽しむだけの体験ではなく，学びや成長，癒しが得られるような体験ができるように努めている（**図1**）．

2 人と馬の歴史

　人が馬を家畜化し，飼育するようになったのは，およそ6,000年前頃といわれている．馬は，食用を主な目的とした他の多くの家畜とは異なり，移動や運搬をはじめ，さまざまな動力源として人と長い間ともに働き，人社会の文明の発展に大きく貢献してきた．

　しかし，エンジンやモーターが発明され，その技術が普及していくに従い，動力源としての

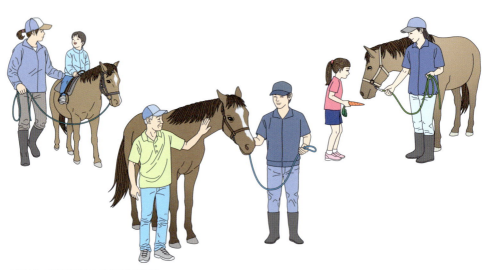

■図1　馬を用いたふれあい体験

仕事はほぼなくなり，乗馬や競馬などのスポーツや娯楽以外で馬を目にする機会は少なくなっている．

近年，介在動物としての馬の有用性は高く評価され，新たな役割として認識されつつある．

3 ● 障がい者乗馬の歴史

馬を用いたセラピーの歴史は古く，古代ローマ時代には戦争で負傷した兵士を馬に乗せ，馬を治療やリハビリテーションに用いたという記録がある．17世紀以降は，病気や神経系の麻痺の治療に乗馬が取り入れられるようになった．

近代に入り，障がい者乗馬が広く世に知られるようになったきっかけとして，1952年に下半身麻痺のリズ・ハーテル選手がオリンピックの馬術競技で銀メダルをとったことがあげられる．彼女の活躍により，欧米諸国を中心に障がい者乗馬への関心が高まり，活動も広がりをみせ，その後のイギリス，アメリカ，ドイツなどで障がい者乗馬団体の設立へとつながった．1980年代には日本でも障がい者乗馬の活動が徐々に行われるようになった．

4 ● 障がい者乗馬とは

障がい者乗馬という言葉が日本では広く使われているが，治療的乗馬，乗馬療法（ヒポセラピー，ホースセラピー）などさまざまな呼び方をすることもあり，国や団体，個人の考え方により使い分けている場合がある．

障がい者が乗馬をレクリエーションやスポーツとして楽しむことを第一に考え，生活の質（QOL：quality of life）の向上や社会参加の機会を目的とした活動もあれば，治療やリハビリテーションによる機能改善のために，医療従事者が馬を活用する活動もある．

このように活動の目的や考え方にはさまざまな違いはあるが，どちらも同じ障がい者乗馬の活動の一環とされている．

5 ● 介在動物としての馬の効果

馬は，普段接することが少ない大きな動物であるだけでなく，その最大の魅力は乗ることができることであり，他の動物では味わうことができない貴重な体験をすることができる．この「乗ることできる」ということに介在動物としての大きな価値がある．

乗馬時の揺れは人の歩行時の運動に類似しており，歩行時の動作が受動的に再現されるといわれている．このときの物理的な刺激が，騎乗者の筋肉や関節，そして脳または脊椎に対して作用し，さまざまな効果があるとされている．

これまでにも馬が人に与える効果に関する多くの研究が行われており，乗馬による姿勢の改善や筋緊張の緩和，歩行機能の向上，関節可動域の拡大などの身体的効果，自信や意欲，自尊心の向上，不安の軽減などの精神的効果，馬を介在させることによる人とのコミュニケーション能力や人との信頼関係の構築などの社会的効果があると報告されている．そして，それぞれの効果が相互に作用し，QOLが向上することが期待されている．

また，子どもの教育面においても道徳性や共感性といった精神的な成長に対してよい影響があり，命の大切さ，思いやりの気持ちなどの非言語コミュニケーションの発達，学習意欲の向上，

生活習慣の改善にもつながる.

　そして，なによりも多くの人にとって馬に乗ることは楽しみであり，非日常のワクワク感を与えるものである．一番の効果は，プログラムやリハビリテーションを楽しみながら，自ら進んで取り組むことができるところにあるのかもしれない.

6 ● 馬を用いたセラピーの現状と課題

　現在，日本の障がい者乗馬は，普及があまり進んでいない現状がある．障がい者乗馬の先進国であるイギリスやアメリカ，ドイツなどの欧米諸国と日本では文化的背景を始めとするさまざまな違いがある.

　日本においては馬と人がともに暮らすという文化があまり根づいておらず，馬を用いた活動に対しての人々の同意が得られにくいこと，活動に用いることができる馬や施設，専門家の確保などが難しいことが普及への障壁となっている．また，人手が必要でコストのかかる馬を用いたセラピー活動がボランティアや寄付などで成り立っている諸外国とは異なり，日本ではまだこのような仕組みが浸透していない.

　さらに，馬を用いたセラピーの明確な科学的効果が一般的に受け入れられていないために，医療従事者の協力が得られにくいことも課題の1つである.

7 ● さいごに

　馬といえば乗ることができて当たり前のものだと考えられているが，初めから人が乗れる馬はいない．人よりも大きく，力が強い馬が思い通りに動かなくなってしまっても，引っ張ったり抱き上げたりすることもできない．また，角や大きな牙などの攻撃手段をもたない馬は，危険を避けることで生き延びてきた生き物である．穏やかで優しいイメージがある一方で，警戒心が強く臆病な一面もある.

　安全に馬を介在動物として用いる際には，他の動物種と同様にその動物の習性や特性を熟知し，適切な飼育管理，トレーニング，ハンドリングをすることがとても大切である.

第2章 動物介在の理解

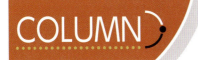
COLUMN　コンパニオン・アニマルと呼ばれる介在動物

1 はじめに

「動物が自己の所有に係るものであることを明らかにするための措置について」（環境省告示第23号）の中で，家庭動物等愛がん動物又は伴侶動物（コンパニオンアニマル）という文言がある．

本書の中でも「1970年代以降の人と動物の関わり（Human-Animal Interaction）や人と動物の絆（Human-Animal Bond）の研究は，コンパニオン・アニマルを飼育することにより，飼い主が動物から受ける身体的，精神的，社会的な効果を明らかにしてきた」，「コンパニオン・アニマルを訪問動物と呼ぶことを推奨している」など，「コンパニオン・アニマル」という言葉がたびたび登場している．

そこで，コンパニオン・アニマルとはどのような動物を表す言葉なのか，そして介在動物はコンパニオン・アニマルなのかを，改めて考えてみたい．

2 コンパニオン（Companion）の語源を探る

「コンパニオン」と聞くと，皆さんはどのようなイメージをもつだろうか．イベントなどで来賓の案内，展示の説明，接待などにあたる女性，またはパーティーや宴会などで接待にあたる女性を思い浮かべる人もいるのではないだろうか．

コンパニオンとは，接待にあたる女性という意味だけではなく，「仲間」，「伴侶」という意味もある．

調べてみると，コンパニオン（Companion）の語源はラテン語の cumpanis（クムパニス）にある．ヨーロッパではクムパニスといえば，パン屋さんをさす．cum クムと panis パニスで，一緒にパンを分かち合う人，すなわち仲間という意味になる．キリスト教の文化圏では，パンは仲間であることの象徴であった．

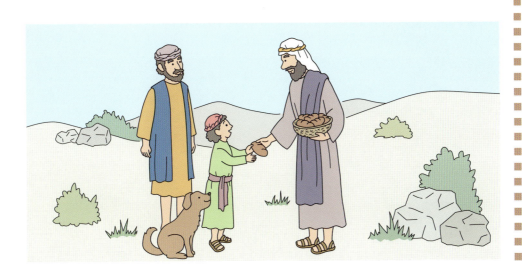

3 コンパニオン・アニマル（Companion Animal）の意味を探る

コンパニオン・アニマル（Companion Animal）という言葉が使われ始めたのは，1985年頃からで，欧米を中心に動物愛護の考えが広がってきた時期である（**表1**）．

コンパニオン・アニマルは伴侶動物と訳されることが多く，家族やパートナー，友人と同然の存在であることを意味している．

この背景には，主に愛玩対象としての動物の役割や価値，存在意義が，社会環境とともに変化したことが推測される．例えば，動物は人と精神的な絆を築ける存在であること，仲間として共生し生活を支え合う存在であることなど，動物に見出す価値などが変化してきた．

■表1　動物愛護の変遷

1985年	アメリカ	修正動物福祉法の制定
	イギリス・ケンブリッジ大学	「コンパニオン・アニマル研究グループ」の創設
1988	イギリス	改正動物保護法の制定
1989	ユネスコ	（新）世界動物権宣言の発表
1990	ドイツ	民法を改正し，動物は物ではないことを規定
1992	EU	ペット動物の保護に関する欧州条約の発効
1993	世界獣医学協会	5つの自由等を規定した「動物の保護・福祉及び行動学に関する世界獣医学協会の指針」の発表

このようにみると，動物福祉や動物保護とコンパニオン・アニマルという言葉は深く関わっていることがわかる．

そもそもコンパニオン・アニマルという言葉が誕生するきっかけは，英オックスフォード大学の研究者が「ペットという言葉を使うこと自体が不適切ではないか」という論説を動物倫理学の専門誌「Journal of Animal Ethics」に発表したことを発端に，共生する動物との対等な関係を印象づけられる「コンパニオン・アニマル」という言葉を使うようになってきたという経緯がある．

つまり，「コンパニオン・アニマル」という言葉は，私たちと共に暮らす動物たちへの道徳的な態度を表す言葉であるといえる．

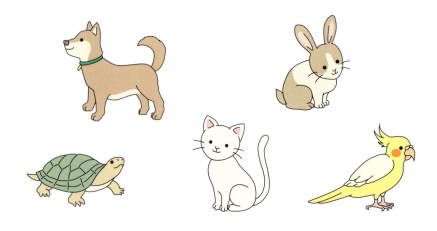

■4● コンパニオン・アニマルの定義について

石田卓夫氏（日本臨床獣医学フォーラム名誉会長）は，次のように述べている．

「人と長い歴史を共に暮らしてきた身近な動物を，伴侶や家族，友達と同様に位置づけてコンパニオン・アニマルと呼ぶ．人の生活の変化に伴って，その存在意義や価値，役割が変わり，近年の社会環境の中で見直され，家族の1人，社会の一員として位置づけられるようになっている．コンパニオン・アニマルの条件は，人と共に暮らし，その動物の獣医学，習性や行動，人と動物の共通感染症が解明されていることで，現在，それらの代表は犬と猫である．」

この石田氏の考えを基に「コンパニオン・アニマル」を説明するならば，

1. 人と長い歴史を共に暮らしてきた身近な動物
2. 人と共に暮らし，その動物の獣医学，習性や行動が解明されている動物
3. 人と動物の共通感染症が解明されている動物
4. 人とコミュニケーションがとれる動物
5. 家族の1人であり，社会の一員となる動物

と定義することができる．

コンパニオン・アニマルの語源や意味などを考え，定義を試みると，AAS，AAIに関わる介在動物がコンパニオン・アニマルと呼ばれる動物であることがわかる．

コンパニオン・アニマルという言葉は，私たちがペットに対する道徳的態度を表す言葉として用いるようになったことを考えると，人々を取り巻く文化や社会が変わっていけば，言語も変化するということであり，今後も新しい言葉が用いられるかもしれないということである．

引用・参考文献

1) Psychology today ホームページ.
https://www.psychologytoday.com/intl/blog/canine-corner/201105/journal-animal-ethics-banning-common-words-describe-pets-and-other-animals より 2024 年 8 月 1 日検索

2) （株）朝日新聞出版発行「知恵蔵」
https://kotobank.jp/word/%E3%82%B3%E3%83%B3%E3%83%91%E3%83%8B%E3%82%AA%E3%83%B3%E3%82%A2%E3%83%8B%E3%83%9E%E3%83%AB-187592 より 2024 年 8 月 1 日検索

4 第2章 動物介在の理解
動物の福祉について

本節のポイント

● あらゆる AAI において専門家は参加者全員の安全と福祉を考慮する.
● 動物の福祉について考えを深めるために「動物福祉」および「動物福祉の評価方法」と必修の関係法規・条例を解説する.

1 はじめに

　動物介在サービス（AAS：Animal Assisted Services）の実施には，活動現場の安全と安心，そして参加する動物の福祉が担保されていなければならない.

　IAHAIO（人と動物の関係に関する国際組織：International Association of Human-Animal Inter-action Organizations）白書 2014「動物介在介入の定義と AAI に係る動物の福祉のガイドライン」（2018改訂）に「AAI は心身共に健康でこのような活動を楽しむことができる動物によってのみ活動を行う.

　ハンドラーは介入に参加している個々の動物についてよく知っている義務がある. 専門家は一緒に活動をしている動物の福祉に責任がある. あらゆる AAI において専門家は参加者全員の安全と福祉を考慮しなければならない. 種に関わらず参加している動物は単なる道具ではなく生き物であることを専門家は理解していなければならない」と記されている.

　そこで本節では，動物の福祉について考えを深めるために「動物福祉」および「動物福祉の評価方法」について解説し，覚えておかなければならない関係法規・条例を紹介する.

2 動物福祉とは

1 動物福祉の定義

　動物福祉（アニマルウェルフェア）とは，「動物ができるだけ幸せな生活を送れるように配慮しそのような環境を保障すべきである」という考え方である.

　動物福祉という考え方では人が動物を利用することは否定しないが，「食用にされる家畜動物」，「実験動物」，「動物園で飼育される展示動物」，「人に飼われる愛玩動物」，さらには「野生動物」を含む多くの動物は人の利益のためにさまざまな制限が強いられる.

　そのため，

・動物が幸せな生活を送るために，それぞれの動物の生理的・環境的・栄養的・行動的・社会的な欲求を満たすことで生活の質を維持・保障する
・動物の感じるストレスや苦痛を軽減・除去するためにできる限り配慮する
　ということを目標としている.

　また，人の都合で動物を殺すことも否定はしないが，その場合はできる限り苦痛のない方法（安楽

第2章　動物介在の理解

死）を用いることが求められる.

2 ● 動物の権利との違い

一方,動物の権利（アニマルライツ）を主張する人たちは,「動物の権利は人間の権利と同等である」という考えから「動物は人の役に立つからというのではなくその動物であることによって道徳的に扱われる権利がある」とするものまで幅広い主張をし,究極的には一切の動物の利用禁止を求めている.

このように動物の権利を主張する考え方は「動物を食べること,実験に用いること,展示すること,愛玩動物として飼育すること」すべてを問題にするが,動物福祉は「食肉,実験,展示,飼育自体は否定しないが,最後まで福祉に対する配慮は必須であり,動物たちの生活の質を維持することが必要」という考え方の違いがある.

3 ● 動物愛護との違い

「動物愛護」という言葉は日本固有のもので,適切な外国語は存在しない.愛護という言葉は,かわいがって庇護（かばって守る）することを意味するが,このような言葉のイメージから,これまでの動物愛護運動はペットのみを対象とする傾向が強くあった.

また動物愛護は主体が動物ではなく人であるため,個々の主観で「かわいそう」と考える動物に対して,個々の主観で動物を「かわいそうじゃない」状態にするといった傾向が強くある.

一方,動物福祉は動物が主体である.動物は,言葉を話して自身の状態を伝えることができないため,個々の主観で判断することが必ずしも正確とは限らない.そのため,動物にとっての福祉を考える際には,それぞれの動物の状態を客観的に測定・評価したうえで,その動物の生活の質を向上させる飼育管理技術を追求するといった,科学的なアプローチが必須となる.

3 ● 5 つの自由

1960 年代のイギリスでは畜産の工業化が進められ,畜産動物を狭いところに閉じ込めて効率的に大量生産をするために,「集約的畜産」が当たり前のように行われていた.

しかし,このような動物の福祉を顧みない飼育方法が問題視されるようになり,1964 年にルース・ハリソンが著書『アニマル・マシーン』のなかでその虐待性を告発した.この本が発表されると,動物の飼育環境の改善を求める市民の声が高まり社会問題となったため,1965 年イギリス政府はただちに科学者による技術諮問委員会（ブランベル委員会）を発足させた.

発足の翌年,ブランベル委員会は調査の結果から「ブランベル報告書」を発表し,「すべての家畜に立つ,寝る,向きを変える,身づくろいをする,手足を伸ばす行動の自由を与えるべき」とする動物福祉の基準原則を提案した.

この基準は,1979 年にイギリス政府の諮問機関として設立された農用動物福祉審議会（FAWC：Farm Animal Welfare Committee）によって整理され,現在でも動物福祉の基準原則として知られる「5 つの自由（five freedoms）」が確立された（**表 1**）.

65

■表1　5つの自由

飢え・渇きからの自由	新鮮な水とその動物にとって適切かつ栄養的に十分な餌を供給すること
不快からの自由	嵐雪雨や炎天を避けることができる清潔で快適な休息場を含む飼育環境を提供すること
痛み・負傷・病気からの自由	健康管理と予防，病気やケガをした場合は迅速に診療を提供し治療すること
本来（正常）の行動がとれる自由	動物が正常な行動を表現するための十分な空間，適切な施設を提供すること．また，その動物の習性に応じて群れあるいは単独で飼育すること
恐怖・抑圧からの自由	恐怖や精神的苦痛を避けることができる状態や対処を提供すること

4　動物福祉の評価方法

　動物福祉を評価する際には，主観的な評価ではなく，科学的根拠に基づいた客観的な評価が必要になる．

　外傷の有無や被毛状態，体型を確認するボディコンディションスコア（BCS：body condition score）（p.100）などといった身体的状態は，動物福祉の評価では数値化しやすいためわかりやすい指標となる．

　一方，心理的状態については，いわゆるストレスホルモンの測定を代表的な指標とする生理学的指標と行動学的指標を組み合わせて評価する．

1　ストレス反応と生理学的指標

1）ストレスとは

　動物は外界からのあらゆる刺激を感覚器を通して受容して，その受容した刺激を情報として中枢神経（脳）に伝える．そして，その情報を過去の記憶などと照らし合わせたとき，恐怖や不安，不快などといったストレスとして処理すると，ストレスの原因となる外界からの刺激に対処するために，逃避や闘争といった反応を示す（図1）．

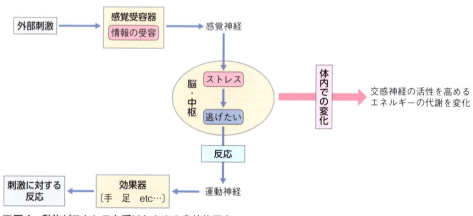

■図1　動物がストレスを受けたときの身体的反応

第2章　動物介在の理解

　また，体内では交感神経の活性を高めたり，エネルギーの代謝を変化させるが，このようなストレスに対する身体的な反応がストレス反応であり，動物がホメオスタシス（恒常性）を維持するための反応といえる．

　このような，ストレスを受けた際の動物の反応を指標とするのが「行動学的指標」，体内の変化を指標とするのが「生理学的指標」となる．

　生理学的指標としては，主に自律神経系と神経内分泌系の2種類の反応がある．

2）自律神経系の反応

　自律神経系は，交感神経系と副交感神経系からなる．交感神経系の活性化が起こると，副腎髄質からカテコールアミン（アドレナリン，ノルアドレナリンなどの総称）が放出され，心臓に働きかけて緊急対応の反応を起こす．「びっくりした，怖かった，痛かった」というすばやく瞬間的な反応であるため，カテコールアミンは主に急性ストレスの指標となる．

　交感神経系の働きは，血流，心拍，心筋収縮を増加させて筋肉へ血液を送り込むために，末梢での血管収縮と脾臓縮小を促進する．また十分な酸素を取り込むために，呼吸数の増加，気管の弛緩なども起こる．

3）神経内分泌系の反応

　神経内分泌系の反応が起こると，視床下部－下垂体－副腎軸（HPA軸：hypothalamic-pituitary-adrenal axis）の活性化が起こる．

　HPA軸は，身体的反応に備えて貯蔵エネルギーの代謝を向上させる役割をもち，交感神経系に比べて遅い反応が起こる．

　動物がストレスを感じると，急性の反応として，副腎皮質から放出されたグルココルチコイドの血中濃度が刺激を受けてから2～10分後に上昇し始め，刺激の長さや深刻度に応じて，長時間高濃度を維持する．そのため，グルココルチコイドは「いやだ，痛い，つらい」という慢性ストレスの指標として用いられる．

4）その他の反応

　自律神経系および神経内分泌系の双方の影響を受ける生理学的指標として，体温の変化，オピオイド濃度（エンドルフィンなど）の変化，臓器の病理状態，疼痛，疾病，成長（体重増加）などがある．

　また，免疫系や代謝への影響もあり，特にグルココルチコイドはリンパ球の機能を抑制することにより免疫抑制効果があることが知られているが，ストレスを過剰に受けた動物は抵抗力が低下し，病気にかかりやすくなる．

5）生理学的指標を用いた評価方法

　生理学的指標は，血中や尿中，唾液中などのサンプルからカテコールアミンやホルモン，グルココルチコイドなどを抽出して測定するが，いずれも測定するための機材が必要であり，また分析までに時間がかかるため，即座に評価することが困難になる．

　介在活動中に動物がストレスを受けている場合，即座に評価して対応しなければならない．そのため，現場で用いやすい生理学的指標としては，呼吸数や脈拍数の変化の測定などが挙げられる．

2 ● ストレス反応と行動学的指標

1）失宜行動

動物がその飼育環境に対して不満があったり，うまく適応できていなかったりするときは，ストレスへの対処行動として失宜行動がみられる（表2）．

失宜行動は，葛藤行動と異常行動に分類することができる．葛藤行動とは，2つ以上の互いに矛盾する欲求が存在する場合に動物が示す異常な行動で，さらに転位行動（図2-①），転嫁行動，真空行動に分類される．異常行動とは，正常な状態のときと比べて頻度が多かったり強度が強かったりする行動で，さらに常同行動と異常反応（図2-②）に分類される．

しかし，異常に見える行動は，ストレスがなくても短時間みられることがあるため，どれぐらいの頻度や時間が生じているかを確認し，普段の様子と比較しながら判断する必要がある（図3）．

■表2　失宜行動

葛藤行動	転位行動	動物が葛藤・欲求不満状態のとき，その場の状況に適応するための行動とはほとんど関係ない行動を示すことを転位行動という．代表的な転位行動には，掻く，噛む，舐める，身震いなどの身繕い行動やあくび，摂食，睡眠などがある．これらの行動は，正常な場合でも示すものがほとんどであるため，一見すると正常な行動との区別が難しい場合が多い．
	転嫁行動	欲求不満となった行動の1つが出現するものの，向ける対象が異なる場合，その行動を転嫁行動という．たとえば，嫌いな犬とすれ違うとき，飼い主に向かって噛みついてくる，いわゆる八つ当たりなどが挙げられる．
	真空行動	欲求不満の状況で，行動を示す対象がないのにもかかわらず，行動だけが出現することを真空行動という．たとえば，鶏の場合，砂がない場所で砂浴び行動をしたり，ワラもないのに巣作り行動をしたりする．
異常行動	常同行動	行動の様子が一定し，規則的に繰り返される行動のなかで，普通にみられず，目的・機能がはっきりしない行動のことを常同行動という．たとえば，刺激の少ない限られた環境下でシロクマが飼育されていると，1日中行ったり来たりする．舌遊び，熊癖，往復歩行，柵かじりなどが挙げられる．
	異常反応	単純な環境で飼育すると，さまざまな刺激に対して無関心あるいは過剰反応を示すことがあり，このような環境からの刺激に対する過剰な反応を異常反応という．犬では，あまり散歩に連れて行かなかったりすると，他の犬や人，さまざまな音などに過剰に反応し，極度に恐怖を感じてしまうことがある．過剰反応，学習性無力症，噛みつく，震え，縮こまるなどが挙げられる．

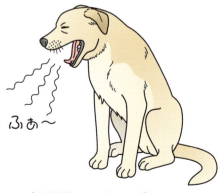
①転位行動：しきりにあくびをする

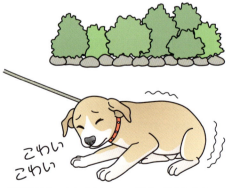
②異常反応：さまざまなものに過剰に恐怖心を示す

■図2　転位行動と異常反応

第2章 動物介在の理解

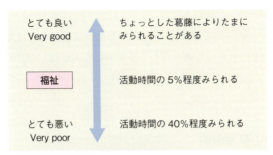

■図3　常同行動の発現と福祉の状態

2）行動学的指標を用いた評価方法

a．行動を観察する

対象となる動物の全行動パターンを詳しく記載したものをエソグラムという.

一般的に，行動が制限されている環境では，動物はストレスを受けている可能性が高くなる．普段，自由に行動できる状況下での行動パターンを記録し，制限を受けている状況での行動記録と照らし合わせることで，普段と比べて「どれぐらい行動が制限されているか？」，「異常行動などの頻度がどれぐらい多いのか？」を確認し，動物がストレスを受ける環境にいるかどうかを判断する．

b．モチベーションを調べる

普段のトレーニングでは指示に対してスムーズに反応するにもかかわらず，異なる環境での指示に対してなかなか反応しない，指示に対して適切な反応を示さない，などがみられた場合，指示に対するモチベーションが低下している可能性がある．

モチベーションが低下する原因としては，緊張や恐怖などといったストレスが関係していることがあるため，指示に対する反応性を確認することも判断基準となる．

c．ボディランゲージを観察する

動物がストレスを受けると，顔の表情や姿勢などにサインが現れる．このような反応をボディランゲージと呼ぶが，一般的にそれぞれの動物種がストレスを受けた際にどのようなボディランゲージを示すのか事前に理解しておき，ストレスを受ける可能性がある場所では，動物の様子をよく観察することが大切である．

5　動物の愛護及び管理に関する法律（動物保護管理法）

1　動物愛護管理法の概要

1973（昭和48）年9月に「動物の保護及び管理に関する法律」（動物保護管理法）が，日本初の動物の愛護と管理のための総合的な法制度として施行された．

施行当時は，動物愛護の考え方が十分に浸透しておらず，動物の遺棄や虐待，不適切な管理も多くみられた．しかし時代の変化とともに動物等の虐待事件の社会問題化，動物をめぐる迷惑問題の顕在化等の状況をふまえ，動物の飼養をより適正なものにすることで，人と動物とのよりよい関係づくりを進め，生命尊重や友愛等の情操面の豊かさを実現していくために，現在の「動物の愛護及び管理に

関する法律」（動物愛護管理法）に改正された.

さらに 2005（平成 17）年の法改正時には,「動物取扱業の適正化」,「特定動物の規制」, 2012（平成 24）年には「動物取扱業のさらなる適正化」,「多頭飼育の適正化」, 2019（令和元）年には「幼齢犬猫の販売の制限」,「マイクロチップの装着の義務付け」,「罰則の引き上げ」などに関する条文が加えられている.

2 ● 動物愛護管理法の基本原則

動物愛護管理法の基本理念は, 第 1 条の「人と動物の共生する社会の実現」である. 続いて, 第 2 条の基本原則に挙げられているのが具体的な指針となり, 第 2 条の第 2 項には,「何人も, 動物を取り扱う場合には, その飼養又は保管の目的の達成に支障を及ぼさない範囲で, 適切な給餌及び給水, 必要な健康の管理並びにその動物の種類, 習性等を考慮した飼養又は保管を行うための環境の確保を行わなければならない」と規定されている.

3 ● 動物の所有者または占有者の責務等

第 7 条には, ペットの所有者（飼い主）のみならず, ペットの占有者（一時的にペットを預かるホテル, トリマーなど）の責任についても規定している. 両者ともに「病気の知識と予防」,「迷惑防止」,「逸走防止」,「終生飼養」の責任が求められるが, さらに飼育者には「繁殖制限」,「身元表示（所有明示）」,「災害対策」の責任も求められる（**表 3**）.

■表 3　飼い主に守ってほしい 7 か条

1. 動物による感染症の知識をもつこと
2. 危害や迷惑の発生を防止すること
3. 動物が逃げたり迷子にならないようにすること
4. 動物の習性等を正しく理解し, 最期まで責任をもって飼うこと
5. むやみに数を増やしたり繁殖させないこと
6. 所有者を明らかにすること
7. 災害に備えること

4 ● 動物取扱業

動物取扱業者は, 1999（平成 11）年の法改正で届出制としてスタートしたが, 2005（平成 17）年の法改正で登録制に変更された.

また, 2012（平成 24）年の法改正では, 従来からの営利目的の事業者を第一種とし, 譲渡等の活動を非営利で実施するものを対象に, 新たに第二種として届出制が導入された.

1）第一種動物取扱業者

第一種動物取扱業者（営利目的の事業者）は, 動物の適正な取扱いを確保するための基準等を満たしたうえで, 都道府県知事または政令指定都市の長の登録を受けなければならない.

登録を受けた動物取扱業者には, 動物取扱責任者の選任および都道府県知事等が行う研修会の受講が義務づけられている.

また，都道府県知事または政令指定都市の長は，施設や動物の取り扱いについて問題がある場合，改善するよう勧告や命令を行うことができ，必要がある場合には立入検査をすることができる．悪質な業者は，登録を拒否されたり，登録の取消しや業務の停止命令を受けることがある．

第一種動物取扱業の業種には「販売」，「保管」，「貸出し」，「訓練」，「展示」，「競りあっせん業」，「譲受飼養業」がある．

2）第二種動物取扱業者

第二種動物取扱業は，動物の譲渡し，保管，貸出し，訓練，展示を非営利で業として行う場合で，都道府県知事や政令指定都市の長に届け出をしなければならない．

具体的には，動物愛護団体の動物シェルター，公園等での非営利の展示などが該当する．なお，取扱対象の動物種は哺乳類，鳥類，爬虫類で，実験動物と産業動物は除かれる．

5 ● 動物の愛護及び管理に関する条例

国が定める法律のほか，各地方公共団体が制定する条例によっても，ペットを飼育するうえでのルールやマナーが定められている．

たとえば，「東京都動物の愛護及び管理に関する条例」では，飼い主が守るべき基本的なルールとして，表4に示すような飼い主の遵守事項が定められている．

■表4　東京都動物の愛護及び管理に関する条例：飼い主の遵守事項

①動物飼養の遵守事項（第7条）

一　適正にえさ及び水を与えること．
二　人と動物の共通感染症に関する正しい知識を持ち，感染の予防に注意を払うこと．
三　動物の健康状態を把握し，異常を認めた場合には，必要な措置を講ずること．
四　適正に飼養又は保管することができる施設を設けること．
五　汚物及び汚水を適正に処理し，施設の内外を常に清潔にすること．
六　公共の場所並びに他人の土地及び物件を不潔にし，又は損傷させないこと．
七　異常な鳴き声，体臭，羽毛等により人に迷惑をかけないこと．
八　逸走した場合は，自ら捜索し，収容すること．

②猫の所有者の遵守事項（第8条）

猫を屋外で行動できるような方法で飼養する場合には，みだりに繁殖することを防止するため，必要な措置を講ずるよう努めなければならない．

③犬の飼い主の遵守事項（第9条）

一　犬を逸走させないため，犬をさく，おりその他囲いの中で，又は人の生命若しくは身体に危害を加えるおそれのない場所において固定した物に綱若しくは鎖で確実につないで，飼養又は保管をすること．ただし，次のイからニまでのいずれかに該当する場合は，この限りでない．
　イ　警察犬，盲導犬等をその目的のために使用する場合
　ロ　犬を制御できる者が，人の生命，身体及び財産に対する侵害のおそれのない場所並びに方法で犬を訓練する場合
　ハ　犬を制御できる者が，犬を綱，鎖等で確実に保持して，移動させ，又は運動させる場合
　ニ　その他逸走又は人の生命，身体及び財産に対する侵害のおそれのない場合で，東京都規則で定めるとき．
二　犬をその種類，健康状態等に応じて，適正に運動させること．
三　犬に適切なしつけを施すこと．
四　犬の飼養又は保管をしている旨の標識を，施設等のある土地又は建物の出入口付近の外部から見やすい箇所に掲示しておくこと．

6 ●特定犬を定めた条例

　人に危害を加えるおそれのある危険な動物とその交雑種（特定動物）は，2020（令和2）6月1日から愛玩目的等で飼養することが禁止されるようになった．

　特定動物に選定されている動物は，ジャッカル，コヨーテやチーターなどの動物園などで見かける動物で，このなかに一般的にペットとして飼育される犬や猫などは含まれていないが，県や市の条例で「特定犬」として定められた犬種はあり，それらの犬は飼育に遵守事項が設けられている．

　特定犬とは，人に危害を加えるおそれのある犬や咬傷事故を起こした際に重大な事故になる可能性が高い犬などを，犬種や犬のサイズによって各自治体の条例で定めている．

　現在日本では，札幌市，茨城県，水戸市，佐賀県が特定犬制度を導入していて，特定犬の種類は各自治体により多少違いがあるものの，ほぼ同じ種類を指定しており，札幌市が最も多くの犬種を指定している（**表5**）．

■表5　札幌市が定める特定犬種

秋田犬，土佐犬，アメリカン・スタッフォードシャー・テリア（アメリカン・ピット・ブル・テリアを含む），グレート・デーン，ジャーマン・シェパード・ドッグ，スタッフォードシャー・ブル・テリア，スパニッシュ・マスティフ，セント・バーナード，ドーベルマン，ドゴ・アルヘンティーノ，ナポリタン・マスティフ，ブラジリアン・ガード・ドッグ，ブル・テリア，ブルマスティフ，ボクサー，マスティフまたはロットワイラーに属する犬

引用・参考文献
1）一般社団法人日本動物保健看護系大学協会カリキュラム委員会編，川添敏弘監：愛玩動物看護師カリキュラム準拠教科書4巻 動物看護学概論／人と動物の関係学／生命倫理・動物福祉，エデュワードプレス，2022
2）西村亮平監：動物看護コアテキスト6愛護・適正飼養学，ファームプレス，2022

第2章 動物介在の理解
5 対象者への理解と配慮

> **本節のポイント**
> ●動物介在サービスの対象者とその特徴，障害，疾患について解説する

1 はじめに

　本節では，各動物介在サービスの対象の人について学ぶ．ただ単に子ども，大人だけでなく，各年齢の発達段階の特徴や，障害，疾患についても理解を深めてほしい．

　動物介在介入（AAI：Animal Assisted Interventions）には，動物介在活動（AAA：Animal Assisted Activity），動物介在教育（AAE：Animal Assisted Education），動物介在療法（AAT：Animal Assisted Therapy），動物介在コーチング／カウンセリング（AAC：Animal Assisted Coaching/Counseling）などがある．第2章1節3の「新用語の提案『動物介在サービス』」で示されているように，今後は動物介在サービス（AAS：Animal Assisted Services）にAAIは再編されていくであろう．

　これらの対象は人であるが，それぞれ対象は異なっている．AASを実施する際には，対象者を十分理解しておくことが重要である．また同じサービスを行う際にも，対象者が子どもの場合は子ども目線を考慮したり，説明を簡単な言葉にするなど，状態によりプログラム内容を変更する必要がある．

　つまり，AASを実施するには対象者を知ることから始まるので，「人の発達」および「対象者への配慮」につながるように障害や疾患についても解説する．

2 人の発達

　人は一生発達していくといわれている．発達というと子どもだけのことと考えることが多いが，人は一生発達するのである．心理学者のエリク・H・エリクソンは人の一生を8つの段階に分け各段階での発達課題があり，それを克服することにより，人はよりよく生きられると述べている．

　人の年齢区分についてはさまざまな見解があり，法律によっても年齢の区分が異なることがあるが，ここではエリクソンの理論をもとに，**表1**に各年齢の発達を説明する．

3 動物介在活動（AAA）の対象者（表2，図1）

　動物介在活動（AAA：Animal Assisted Activity）は，目的（ねらい），計画はあるが，実施後の評価は行われない．いわゆる「ふれあい活動」がこれにあたる．ゆえに動物介在活動の対象は，その場に集まったすべての人といえる．

　動物介在活動は，高齢者施設，小学校，幼稚園や保育所，子ども園，商業施設などさまざまな場所

■表1　人の発達

乳児期 （0歳〜1歳半）	この時期は特定の養育者に保護されながら育ち，主に母親と信頼関係を築いていく．乳児はお腹がすいたり，オムツが汚れ不快になると泣くことで養育者に訴え，養育者は乳児の世話をする．このようなやりとりのなかで愛着が形成され，基本的信頼関係を形成していく．
幼児期：前期 （1歳半〜3歳）	この時期は，言葉を習得したり食事を自分でできるようになったり，排泄が自立するなど，生活習慣を身に付けていく．この時期は自分でさまざまなことに挑戦し自分のことは自分でやろうとする時期である．
幼児期：後期 （4歳〜6歳）	この時期は，限られた家庭のなかの人間関係だけの生活から，幼稚園や保育園などに通い始め，家族以外の人とふれあう．他者や自然などの環境にも興味を示し積極的に友達とも関わり，遊びも広がっていく．良いことや悪いことの判断もつくようになり，社会性を身に付ける時期である．
学童期 （7歳〜12歳）	小学生の時期をいう．この時期は小学校等で学習が始まり，人間関係の構築，生活のなかのルールや道徳的なことも学んでいく．
青年期 （13歳〜20歳）	思春期の時期である．子どもから大人への移行期であり，自分の存在，自分とはこういう人間であると考える時期である．また第二次性徴開始から終了まで，体の変化が大きくそれに伴い心も発達していく時期である．
成人期 （20歳〜40歳）	職業をもち積極的に働く時期である．学校生活のなかの友達ではなく，社会のなかでの人間関係を構築していく．また結婚して家庭をもったり，子どもを産み育てる人もいる時期である．
壮年期 （40歳〜65歳）	子どもを育てその子どもが自立していく．さまざまなことを次の世代へ伝えていく重要な時期である．
老年期 （65歳以上）	職業を退職し，体力的には衰退してくる時期である．人生の終盤で自分の人生を振り返り，自分の人生の意味を見出す時期である．

第2章 動物介在の理解

■表2 動物介在活動を行う場所とその対象者

①高齢者施設（入居型，デイケア）	高齢者，認知症の人，さまざまな病気の人
②保育所，幼稚園，こども園	乳児，幼児，障害のある子ども
③小学校，中学校，高校，大学	児童，生徒，学生，障害のある人
④病院，診療所	病人
⑤イベント会場	すべての人（大人，子ども，健康な人，病人，障害のある人）

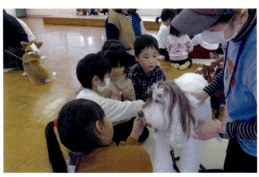 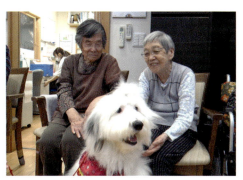

■図1　動物介在の様子
（本書収載の動画　左「動物介在教育『いのちの教育』」，右「動物介在活動の実際」より）

で行われる．動物とのふれあい活動を目的としており，高齢者施設や，保育所，学校などでは年齢層が同じであるが，イベントなどで行う際にはさまざまな人が集まることを考慮しておく必要がある．

高齢者施設では，軽度の認知症の方や，慢性疾患（糖尿病や高血圧症など）の方もいる．小学校や幼稚園，保育所，子ども園などでは障害のある子どももいることを考慮し実施する必要がある．

4　動物介在教育（AAE）の対象者（表3）

動物介在教育（AAE：Animal Assisted Education）は，教育を目的に行われるので，その対象者は，子どものことが多い．動物介在教育を行うときは，クラス単位，あるいは学年単位であれば同じ年齢の子どもであるが，児童館などで行う場合は，異年齢の子どもが対象となるため，各年齢の発達段階の特徴を理解しておく必要がある．

また障害のある子どももいることを理解しておく必要がある．2006（平成18）年に「障害者の権利に関する条約」が採択され，2012（平成24）年に「共生社会の形成に向けたインクルーシブ教育システム構築のための特別支援教育の推進」がとりまとめられた．

動物介在教育を行う人は，これらのことも踏まえ，プログラムや実施方法を考慮することが求められる．個別性を踏まえることは必要であるが，インクルーシブな教育の方法についても考慮していかなくてはならない．

ここでは，動物介在教育を行う際に，配慮を必要とする障害のある子どもについて説明する．

■表3 動物介在教育（AAE）を行う場所とその対象者

①幼稚園，保育所，認定こども園	幼児，障害のある幼児
②小学校，中学校，高校，大学	学童，生徒，学生，障害のある人
③学童施設，児童館，公民館，図書館など	利用する子ども
④イベント会場	来場する人

1 ● 障害のある子ども

1）発達障害

発達障害には，自閉スペクトラム症，注意欠陥・多動症（ADHD：attention deficit hyperactivity disorder），学習障害などがある．しかし，同じ診断がついていても，個人差が大きいことを理解しておく必要がある．また発達障害があったとしても，周囲の人の対応や環境を整えることによりよく生活することが可能になる．

動物介在教育を行う際は，担当者と環境設定などについて十分に情報共有したうえで実施することが望ましい．

a．学習障害

学習障害とは，基本的には全般的な知的発達に遅れはないが，「聞く」，「話す」，「読む」，「書く」，「計算する」，「推論する」能力のうち特定のものの習得と使用に著しい困難を示すさまざまな状態を指すものである（文部科学省）．

学習障害は，運動発達や日常の会話などは正常に発達し，日常生活に特に支障がないことから幼児期には見つけにくく，ただ怠けていると周囲から思われることも少なくない．小学校に就学してから，授業についていけない状況となり見つかることが多い．

文字を書くことが苦手，文字を読むことが苦手，計算することが苦手など，その人によって苦手なことが異なっている（図2）．

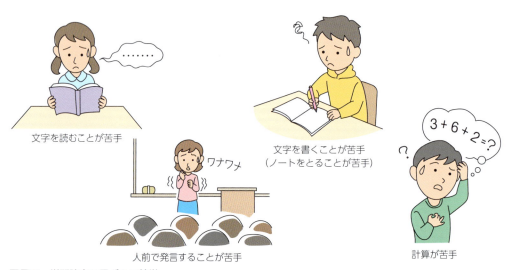

■図2 学習障害の子どもの特徴

こうした特徴をもつ学習障害の子どもを対象として立案された動物と読書会などのプログラムがある．

b．自閉スペクトラム症

自閉スペクトラム症（自閉症）とは，①他者との社会的関係の形成の困難さ，②言葉の発達の遅れ，③興味や関心が狭く特定のものにこだわることを特徴とする発達の障害である．その特徴は3歳くらいまでに現れることが多いが，成人期に症状が顕在化することもある．中枢神経系に何らかの機能不全があると推定されている（文部科学省）．

自閉スペクトラム症の人は，他の人とコミュニケーションをうまく図れなかったり，特定なことに興味や関心が強い傾向がある（**図3**）．言葉だけの説明では十分理解できていないこともあるので，視覚的情報が伝わるような工夫が必要である．また音や光触覚などに敏感なこともあるのでプログラムを立案するときはそれらも考慮する（**図4**）．

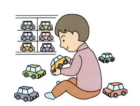
こだわりが強い，
特定の物に関心がある

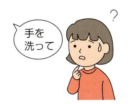
言葉だけの情報は理解しにくい

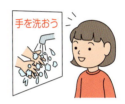
視覚の情報の方が理解しやすい

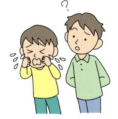
相手の気持ちが読み取りにくい

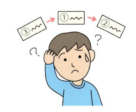
順序だてて物事を進めることが苦手

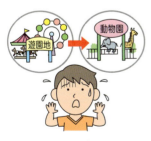
急な変更が苦手

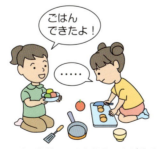
一度に複数のことを行うことが苦手

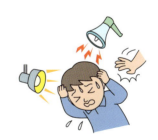
感覚過敏（光，音，触覚）

■図3　自閉スペクトラム症の子どもの特徴

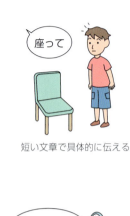
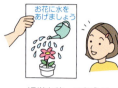
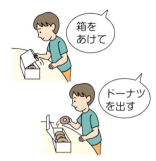
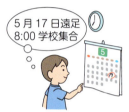
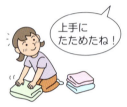
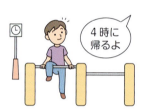
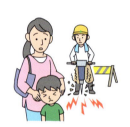

■図4　自閉スペクトラム症の子どもへの対応のポイント

c．注意欠如・多動症（ADHD）

注意欠如・多動症（ADHD）とは，年齢あるいは発達に不釣り合いな注意力，および衝動性，多動性を特徴とする行動の障害で，社会的な活動や学業の機能に支障をきたすものである．

また，7歳以前に現れ，その状態が継続し，中枢神経に何らかの要因による機能不全があると推定される（文部科学省）．内服薬の治療を行うこともある．

注意欠如・多動症の子どもは，落ち着きがなく，じっとしているのが苦手で，授業に集中できず歩き回ってしまうことがある．また衝動的なところがあり，気持ちのコントロールが苦手である（図5）．突発的な行動をとることがあるので，注意深く子どもたちを観察しながら，プログラムを実施する（図6）．

2）知的障害

文部科学省によると，知的障害とは一般に，同年齢の子どもと比べて，「認知や言語などにかかわる知的機能」の発達に遅れが認められ，「他人との意思の交換，日常生活や社会生活，安全，余暇利用などについての適応能力」も不十分であり，特別な支援や配慮が必要な状態とされている．

知的障害の子どもの状態はさまざまである．知的障害のある子どもは，特別支援学級や特別支援学校で個別性のある教育を受けることがあるが，軽度であれば普通の学級で学ぶことも少なくない．その子どもによって程度はさまざまであるので，ニーズに合った支援が必要となる．

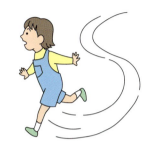
じっとしているのが苦手，動き回る

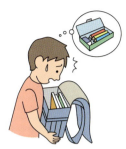
忘れ物をよくする

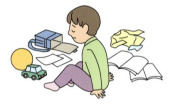
片付けが苦手

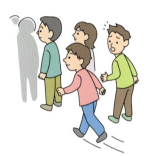
順番が待てない

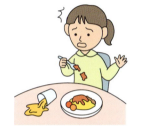
うっかりミスが多い

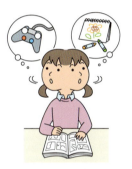
集中できない，気が散りやすい

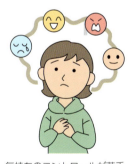
気持ちのコントロールが苦手

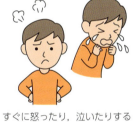
すぐに怒ったり，泣いたりする

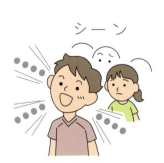
勝手に発言する

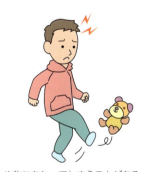
人や物にあたってしまうことがある

■図5　ADHDの子どもの特徴

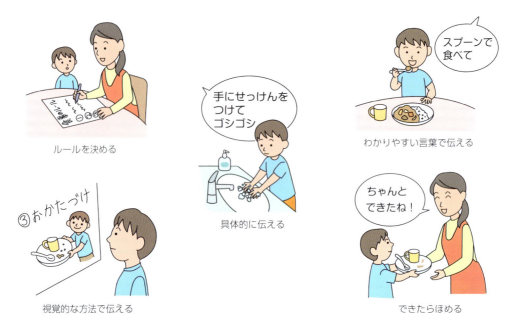

■図6　ADHDの子どもと関わるときの工夫

3）身体障害
a．視覚障害
　視覚障害とは視機能が低下している状態である．程度はさまざまであるが，慣れない環境や慣れないものがある場合は行動が困難になることがある．動物介在教育を行う際は普段の教室とは異なる体育館などで行うことが多く，配慮が必要である．また動物が確認できないため，動物に触るときの工夫，また動物を踏まないような工夫を行う．

b．聴覚障害
　聴覚障害とは聴覚が低下している状態である．身の回りの音が聞こえにくかったり，まったく聞こえなかったりする．また聴覚が低下しているために言語の発達も遅れている場合も少なくない．動物介在教育を行う際は，実施内容や注意事項をわかりやすく文字やイラストなどで示したカードを作成し，視覚的にわかるように準備しておくことが必要である．

c．肢体不自由
　肢体不自由とは，身体の動きに関する器官が，病気やけがで損なわれ，歩行や筆記などの日常生活動作が困難な状態をいう．肢体不自由には先天的なものと事故などによる後天的なものがある．先天的に肢体不自由な場合は，体の残された部分をうまく使い生活する人も少なくない．知的障害が伴う場合もあるが，伴わない場合もある．動物介在教育を行う際は，どの部分が不自由であるのか，何ができるのか必ず確認し，実施可能な方法で行うようにする．

d．その他
　その他の障害として言語障害，トゥレット（Tourette）症候群，場面緘黙症などがある．その子どもの障害に応じた方法で動物介在教育が行われるように，事前に十分情報取集を行い実施する必要がある．

第2章 動物介在の理解

5 動物介在療法(AAT)の対象者 (表4)

　病気の人が治療やリハビリテーションを行う際は，必ず医師による処方箋が必要である．本来，動物介在療法(AAT：Animal Assisted Therapy)も，医師の指示のもとに実施されるべきである．
　しかし現在の日本において，動物介在療法は保険請求できないため，医師の処方箋にて実施している施設は多くない現状がある．
　実際には，医師の処方箋はなくても，医師や看護師，作業療法士，理学療法士，言語聴覚士，臨床心理士，ケースワーカーなどの関係者が集まりミーティングなどを行い，動物介在療法を行っていることがある．
　動物介在療法の対象者は，さまざまな病気や障害をもった人である．病気や障害は，外見からわかるものもあれば，まったくわからないものもある．特に，精神面で障がいのある場合は，外見だけではわかりにくい．
　動物介在療法に携わる人は，対象者を事前に把握し，理解を深めておく必要がある．

■表4　動物介在療法を行う場所とその対象者

①病院・診療所(外来，一般病棟，回復期リハビリテーション病棟，緩和ケア病棟，小児病棟，精神科病棟)	入院患者，通院患者
②高齢者施設(入居型，共同生活型，介護施設，通所型)	入所者，通所者
③在宅での療養(訪問看護，訪問介護，訪問リハビリテーション)	在宅患者，在宅介護者

1 ● 病棟に入院している患者

　最近は入院期間が短くなっていることが多い．しかし長期の治療が必要な場合は，入院期間が長引くこともある．入院生活では，自宅での生活と異なり，さまざまな制約を受けることがある．
　特に自宅でペットを飼っている人は，入院中はペットに会うことができないことが多く，寂しい思いをすることもある．入院している患者さんに対して精神的な支援は必須である．動物介在療法はこうした入院している人への精神的な効果があることが認められている．

2 ● ターミナル期の患者

　がん患者の多くは，医師から最初に病名を告げられショックを受けることが多い．この後自分はどうなるのか，家族はどうなるのか悩む人も少なくない．がん患者のなかには抑うつ状態となる人もいる．動物介在療法はこのようながん患者の抑うつ状態を改善することも可能である．
　最近ではがんの治療が進歩し，根治または寛解することも多くなった．しかし，がんの発見が遅くなったことにより，ホスピスなどで過ごす人もいる．ホスピス，または在宅でターミナル期を過ごす患者に対して動物介在療法は精神的な支援を行うことができる．

3 ● リハビリテーションを受ける患者
1) リハビリテーションとは (図7)

　リハビリテーションとはre(再び)habilis(適した)という言葉から成り立っている．つまり，リ

ハビリテーションとは，再び適した状態になることである．

リハビリテーションは，①医学的リハビリテーション，②職業リハビリテーション，③社会リハビリテーション，④教育リハビリテーションなどの種類がある．一般的には，医学的なリハビリテーションを指すことが多い．

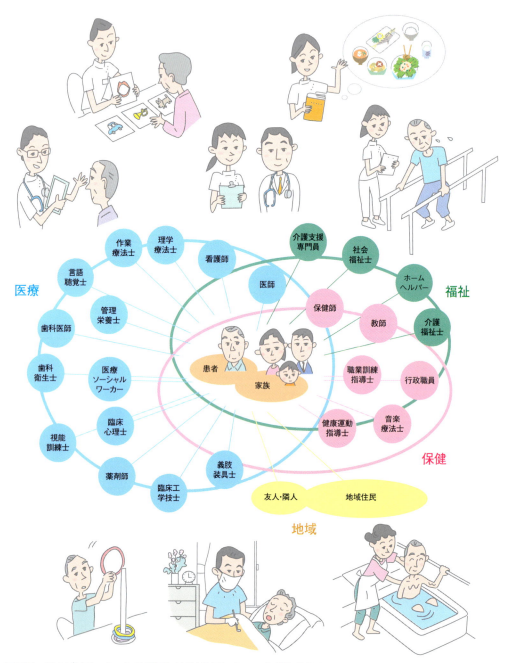

■図7　リハビリテーションの様子とリハビリテーションに関わるスタッフ
(落合慈之監：リハビリテーションビジュアルブック第2版. p3, Gakken, 2016)

医学的リハビリテーションとは，病院や診療所などの医療機関や在宅医療などで行われる理学療法，作業療法，言語療法などをいう．医師が処方し，理学療法士，作業療法士，言語聴覚士などによって実施されるが，看護師，薬剤師，臨床心理士，栄養士，ソーシャルワーカーなどの多職種の人々がチームとなり，より良いリハビリテーションが行われる．

2）リハビリテーションが必要な疾患

a．脳血管疾患（脳梗塞・脳出血）

脳血管疾患には，脳内出血，クモ膜下出血，脳梗塞等がある．障害の程度により予後は異なるが，生命にかかわることもある病気である．また一命はとりとめても，運動や言語に障害が残る場合もある．障害が残った場合は，リハビリテーションを行う必要がある．

脳梗塞は脳の血管がコレステロールや血栓により血流障害を起こし，血液の流れが止まることにより，その先の血流が途絶え，脳に酸素や栄養が行き渡らなくなることで脳細胞が壊死しさまざまな障害が生じる疾患である（図8）．

脳出血は何らかの原因で，脳の血管が破れ出血し脳に障害が生じる．

脳梗塞，脳出血では脳の障害された場所によって出現する症状が異なる．たとえば言語中枢が障害されると，話すことができなくなったり，運動中枢が障害されると障害された脳の反対側の手や足（右の脳が障害されると左半身，左の脳が障害されると右半身）に麻痺が生じる．

脳血管疾患は生命にかかわる病気のため，初期の治療は生命を維持するための急性期の治療が最優

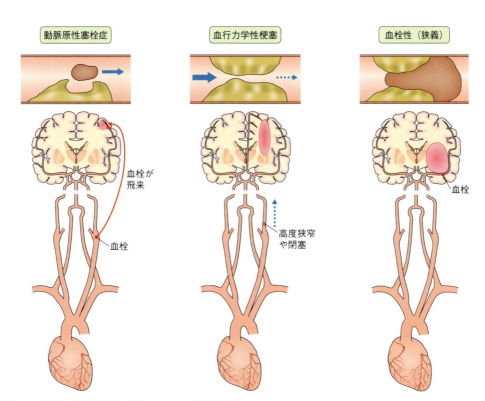

■図8 脳梗塞の発症機序（アテローム血栓性脳梗塞）
（落合慈之監：脳神経疾患ビジュアルブック．p107, Gakken, 2009）

先される．しかし，急性期が過ぎるとできるだけ早期にリハビリテーションが始められる．リハビリテーションは運動機能の回復，社会復帰を目指し行われる．

ｂ．骨折・靱帯等の損傷，リウマチなど

関節リウマチは，関節が炎症を起こし，軟骨や骨が破壊されて関節の機能が損なわれ，放っておくと関節が変形してしまう病気である．

関節可動域（ROM：range of motion）の拡大，筋力増強，傷んだ関節の修復，筋肉の緊張緩和や局所血流の改善を促したり，疼痛軽減を図るために，物理療法，運動療法，作業療法，装具療法などのリハビリテーションを行う．

ｃ．廃用症候群

廃用症候群とは，廃用（使わないこと），すなわち不活発な生活や安静にしていることで起きる，全身のあらゆる器官・機能に生じる心身機能の低下である．

以前は手術後はベッド安静にしている時間が長かったが，最近では早期離床が推奨されている．疾患の安静度によっても異なるが，ベッド上に臥床していても四肢の他動的な運動などを行うことにより，廃用症候群を予防することができる．廃用症候群は大きく肉体的な症状と精神的な症状に分けられる．廃用症候群を防ぐために，リハビリテーションは必須である．

■ 4 ●小児科での動物介在療法 （表5，図9）

大人の場合は，診察や治療の必要性を理解し，医療を受けるので，暴れたり，泣き叫んだりすることはないが，子どもの場合は，診察を受けるだけでも，恐怖に感じ泣き叫び暴れることがある．

特に，聴診は体に痛みが伴うものではないが，大泣きをする子どもも少なくない．聴診は，心臓の音や呼吸の音を聞く大切な診察であるが，子どもが泣くことで，心臓の音や呼吸の音をうまく聞き取ることができない可能性もある．子どもが診察を受ける際に，動物が介在することにより，子どもが安心して診察を受けることが可能になる場合もある．

そのほかにも，注射や検査の付き添い，手術室や検査室までの付き添いなどを動物が行うことにより，子どもの気持ちが落ち着き，診察や検査，処置などをスムーズに行うことが可能となる．

また，長期入院になる子どもは，病気に関する不安だけでなく，家族と離れて生活をすること，学校に行けないことなどの不安やストレスを抱えることも少なくない．このような子どもへの精神的な支援にも動物介在療法は有効である．

■表5　小児科での動物介在療法

①診察・診療の介助：問診，聴診，視診，触診を行うとき
②検査の付き添い：採血，骨髄穿刺，腰椎穿刺を行うとき
③手術室，検査室への付き添い：手術室への入室，レントゲン室，CT室，
　MRI室に入室するとき
④入院：特に長期入院の場合

第2章 動物介在の理解

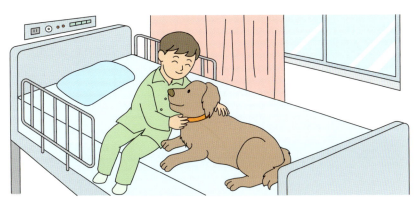

■図9　小児科での動物介在療法の様子

> **補足　プレパレーションとは**
>
> プレパレーションとは，検査や治療，処置などを行う子どもに対し説明を行い，事前に人形などのおもちゃなどを使用し，その内容のシミュレーションを行うことである（図10）．プレパレーションを行うことにより，子どもは実際に行われる検査や治療，処置を正しく理解することが可能になる．
>
> しかし，子どもによっては恐怖心を大きくする可能性もあるので，年齢や個人の性格などを考慮し，プレパレーションの方法を工夫する必要がある．
>
> 動物介在療法を活用すること，たとえば動物と一緒に手術室や検査室まで事前に移動する，検査の事前準備に動物が付き添うなど，可能性は広がっていくと考えられる．
>
>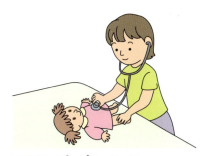
>
> ■図10　プレパレーション

5 ●認知症（表6）

認知症基本法では，「認知症」とは，アルツハイマー病その他の神経変性疾患，脳血管疾患その他の疾患により日常生活に支障が生じる程度にまで認知機能が低下した状態として政令で定める状態をいう．

認知症の患者は，その程度はさまざまであるが，日常の生活のなかで支障をきたしている場合が多く，性格が怒りっぽくなったり，家族を忘れてしまったりするため，在宅の場合は家族が疲弊してしまうことも少なくない．また日によってその状況は変化していくこともある．

動物介在療法にて動物の世話などを行うことにより，認知症の患者の情緒的安定効果や，抑うつの改善があると報告されている．

■表6　認知症の症状

①記憶障害	昨日あったことを覚えていない，しまったところを忘れる，火を消すのを忘れる，何度も同じことを言う
②見当識障害	今いつなのかわからない，今いる場所がわからない
③理解・判断力の障害	物事の理解ができなくなる，簡単な計算ができない
④実行機能障害	家事や仕事ができない
⑤感情表現の変化	感情表現が乏しくなる，抑うつ状態，怒りっぽい，興奮，攻撃的な行動

引用・参考文献

1）厚生労働省：障害者基本法（昭和45年5月21日法律第84号）
https://www.mhlw.go.jp/web/t_doc?dataId=83001000&dataType=0&pageNo=1 より2024年6月24日検索

2）厚生労働省：共生社会の実現を推進するための認知症基本法（令和5年6月16日法律第65号）
https://www.mhlw.go.jp/web/t_doc?dataId=82ab9328&dataType=0&pageNo=1 より2024年6月24日検索

3）文部科学省：発達障害者支援法（最終改正平成28年6月3日法律第64号）
https://www.mext.go.jp/a_menu/shotou/tokubetu/hattatu.htm より2024年6月24日検索

COLUMN 認知症患者の特徴と対応

1 ▶ はじめに

わが国では，認知症は介護が必要になった原因の第1位で，その患者数は2025年には700万人を超えると予想されている．

認知症とは「アルツハイマー（Alzheimer）病その他の神経変性疾患，脳血管疾患その他の疾患により日常生活に支障が生じる程度にまで認知機能が低下した状態」と定義される．

原疾患はアルツハイマー型認知症（最も多い），血管性認知症，レビー（Lewy）小体型認知症が大部分を占め，各疾患によって現れる症状や程度，経過に違いはあるが，ここでは認知症全般の特徴と対応について解説する．

2 ▶ 症状

1）認知機能障害（中核症状）

脳の神経細胞の変性・障害・損傷により生じる．代表的な症状に記憶障害が知られているが，認知症診断の必須条件ではないことがポイントである．

記憶障害では，比較的最近の出来事や行動を忘れることが多い．その他には，時間や場所がわからなくなる見当識障害や言葉が出てこない・言葉の意味が理解できない失語，服が着られない・道具が使えない失行，筋道を立てた思考ができなくなる判断力の低下などがある．

2）行動・心理症状（BPSD：behavioral psychological symptoms of dementia）

認知機能障害を基盤に性格・素質，環境・心理状態などの影響を受けて出現する（図1）．活動亢進が関わる症状に焦燥性興奮，攻撃性，異常行動などがある．精神病様症状には幻覚，妄想（特に被害的）がある．感情障害が関わる症状は不安，不眠，うつ状態がある．アパシー（自発性や意欲の低下）には感情の低下，興味・関心の低下，不活発などがある．

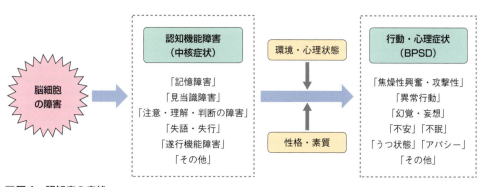

■図1 認知症の症状
（横浜市：認知症とは（最終更新日 2024 年 2 月 13 日）を参考に作成.
https://www.city.yokohama.lg.jp/kenko-iryo-fukushi/fukushi-kaigo/koreisha-kaigo/ninchisyo/ninchi.html より 2024 年 4 月 28 日検索）

3 ● 経過

最も患者数の多いアルツハイマー型認知症では，認知機能障害は記憶障害から始まり，続いて見当識障害などが加わり，さらに知的機能が障害される．BPSDはおよそ80%に出現しアパシーが最も多い．進行とともに日常生活動作（ADL：activities of daily living）が低下し，最終的には寝たきりの状態になる．発症後の平均生存期間は10年程度で，主な死因は低栄養や脱水，誤嚥性肺炎などの感染症である．

4 ● 治療

根本的治療法はないため，早い段階からのサポートが必要である．

1）薬物療法

さまざまな薬剤が存在し認知機能障害に対して中心的治療法となる．しかし，いずれの薬剤も症状の進行を抑えるが根本的な治療薬ではない．

2）非薬物療法

a．効果が期待される非薬物療法（表1）

BPSDに対しては優先的に行うことが原則である．代表的なものに認知機能訓練（認知機能の特定の領域に対し紙面やコンピュータを用いる），認知刺激（五感を刺激する活動やディスカッションなど），運動療法（有酸素運動，筋力強化訓練，平衡感覚訓練など），回想法（過去の人生を話してもらいそれを共感的，支持的に傾聴する），音楽療法（音楽を聴く，歌う，演奏するなど），ADL訓練，認知リハビリテーション（ゴールを設定しセラピストと行う個人療法），認知行動療法（物事の受け取り方や考え方を修正しストレス軽減を図る）などがある[1]．

b．有効性が報告されている非薬物療法（表2）[2]

非薬物療法のエビデンスレベルはある程度高いが，推奨グレードは弱いものがほとんどである（推奨グレードが強いのは運動療法と多因子介入のみ）．

なお，動物介在療法は系統的レビューで感情面，BPSD，ADLに有益な効果をもたらす可能性があるとされたが，多くの研究はサンプルサイズが小さい，研究の質が低い，期間が短いという理由でエビデンスとして不十分であった[3]．

■表1　効果が期待される非薬物療法

症状	効果が期待される非薬物療法
認知機能の改善	認知刺激や回想法，運動療法
不安	音楽療法，認知行動療法
うつ状態	回想法，音楽療法
焦燥性興奮・攻撃性	グループ活動，専門家が行う音楽療法
不眠・睡眠障害	高照度光療法，日光浴，運動療法
アパシー	個々人のニーズに合わせたアクティビティ（ディスカッション，パズル，創作活動，キャッチボールなど），動物介在療法

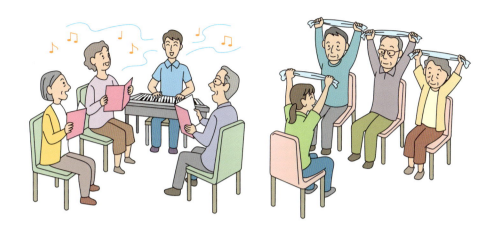

■表2 有効性が報告されている非薬物療法

非薬物療法	エビデンス
運動療法	運動機能だけでなく認知症の予防や認知機能の改善，抑うつ，アパシーの改善などに有効という報告が多い．非薬物療法の多因子介入（認知機能訓練と運動療法が含まれる）を行うことは全体的な認知機能の改善に効果的である．
音楽療法	認知機能の改善やBPSD，気分障害などの軽減に効果的と考えられる．また運動などとの組み合わせが認知機能の改善やADLの維持に有用といわれている．
認知刺激療法や認知リハビリテーション	認知機能やBPSD，人生・生活の質を短期的ではあるが改善・向上させた．
アロマセラピー，指圧・マッサージ，リフレクソロジー，園芸療法，動物介在療法，人形療法，芸術療法など	報告数は十分ではないが認知機能やBPSDを維持または改善させる可能性が指摘されている．

5 ●認知症患者への動物介在療法の経験と想い

　最後に著者の動物介在療法の経験を記載する．認知症患者のグループ活動時に犬とのふれあいを行ったところ（図2），抑うつや苛立ちから会話をしたがらなかった人が動物の存在でリラックスし，動物の話題で人と会話ができるようになった．また，明らかに笑顔が増えたり積極的に犬と散歩したりする人もいた．さらに施設内で動物を飼育している場合は一緒に暮らす仲間・家族と認識され大切な存在になっていた．

　認知症の最も大きな問題は「社会からの孤立」である．動物の存在が孤独感を減らし，感情表現が豊かになり活動量を増やし，人とのコミュニケーションを改善させる．また動物を扱うことで責任感が生まれ，生きている喜びを感じる．このような変化を目の当たりにすると，たとえ科学的に効果が証明されていなくとも動物介在療法には無限の可能性を感じる．読者の方々の熱い想いが日本の動物介在療法を発展させてくれると大いに期待している．

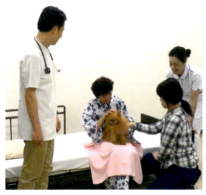 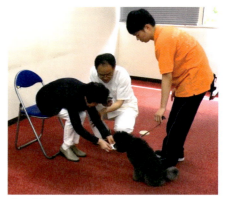

1) ふれあい　　　　　　　　　　2) 運動効果
■図2　認知症患者への動物介在療法

引用・参考文献
1) 日本神経学会監,「認知症疾患診療ガイドライン」作成委員会編：治療総論－認知症の非薬物療法にはどのようなものがあるか. 認知症疾患診療ガイドライン2017, p.67-68, 医学書院, 2017
2) 「認知症と軽度認知障害の人および家族介護者への支援・非薬物的介入ガイドライン2022」作成委員会：認知症とMCIの人に対する支援・非薬物的介入（言語・コミュニケーション以外）. 認知症と軽度認知障害の人および家族介護者への支援・非薬物的介入ガイドライン2022, p.21-36, 新興医学出版社, 2022
3) Peluso S et al：Animal-assisted therapy in elderly patients：evidence and controversies in dementia and psychiatric disorders and future perspectives in other neurological diseases. Journal of Geriatric Psychiatry and Neurology 31(3)：149-157, 2018

COLUMN

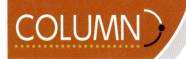

作業療法と理学療法

　知らない人に，単純なお話として作業療法と理学療法の違いを語るとき，「作業療法は手，理学療法は足をみます」と説明したことが何度かあった．著者も，学生時代にそう説明されたように思う．しかし，これは正しくない．

　なぜかといえば，作業療法，理学療法ともに「手」「足」という身体の一部分だけを治療対象に行うことはなく，目の前にいらっしゃる障害当事者の方の全体像を捉えることをする．

　それを踏まえて作業療法では，障害があっても人生をあきらめずに，その人らしく生活し，暮らしていくことのお手伝いを，いろいろな角度からする．理学療法では，身体機能を高め，その身体を使ってできることを増やし，身体機能を維持していくことのお手伝いを，温熱，電気，水，運動といった手段を使ってする．

1 ● 作業療法

　古来，人々は，運動，遊び，音楽，仕事などが心身の鍛錬や養生に有効であることを知り[1]，古代ギリシャ・ローマの医師たちは，精神疾患患者に作業活動を使った治療を実践していた．そして，精神科医療で広まった道徳療法（moral treatment），産業革命へのアンチテーゼであるアーツアンドクラフツ運動（Arts and Crafts Movement），18・19世紀の経済格差からの慈悲の精神の興隆などの社会背景が作業療法のルーツであると考えられている．

　道徳療法とは，「清潔な寝具で休み，栄養のある食事をし，身支度を整え，仕事や趣味を行ったりして日々を過ごすという，人としての生き方を推奨[2]」する治療である．

　そして，第一次，第二次世界大戦を経て，アメリカで病院や療養所にいる患者さんや社会的不適応の人々が，何かをつくったり，何かのために働いたりすることで回復することから，このプログラムを作業療法と呼び，作業療法士の団体が発足し，精神疾患患者だけでなく，身体障害者にも適応を広げていった．

2 ● 理学療法

　理学療法のもとになる概念は，紀元前から存在していた[3]．運動による健康増進，水浴・日光浴による活力回復が行われてきた．運動による健康増進は，19世紀に障害からの回復を目的とした治療体操として，水浴・日光浴による活力回復は，20世紀に物理医学（physical medicine）に発展した．

　物理医学とは，「熱（heat），水（water），電気（electricity），機械的な力（mechanical force），マッサージ（massage），運動（exercise）などの物理的手段を用いた疾病の診断と治療の専門分野[4]」と定義されている．

　この2つの流れに加え，知的障害者を受容しノーマルな生活を保障するノーマライゼーションの理念，重度障害者が自らの意思決定，自身による選択を訴えたIL（Independent Living）運動，良く生きることの大切さを訴えたQOL（quality of life）概念の医療への導入を背景に，

リハビリテーションの理念が合流した．

そして，第一次，第二次世界大戦による戦傷者の増加により，機能回復を目的としたリハビリテーション医学が台頭し，これらの影響を受けながら理学療法が誕生した．

3 作業療法と理学療法の違い

次に，2つの療法の違いについて見ていくと，対象となる人，関わる目的，働く場所に違いがある．

1）対象となる人

作業療法は「身体または精神に障害のある人」，理学療法は「身体に障害のある人」と法律で決められている．作業療法は「からだとこころ」に病気や障害を抱えた人を支援する[5]．

2）関わる目的

関わる目的については，作業療法が「応用的動作能力または社会的適応能力の回復」を目的としているのに対し，理学療法は「基本的動作能力の回復」を目的としている．

「基本的動作能力」というのは，起き上がる，立ち上がる，歩く，走ることである．力をつける訓練や歩く訓練など基本的な動作ができるようになる訓練などを行う（図1，2）．

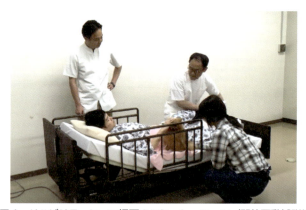

■図1　リハビリテーション場面のシミュレーション（関節可動域訓練）

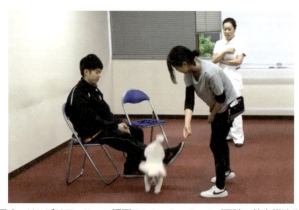

■図2　リハビリテーション場面のシミュレーション（下肢の筋力増強訓練）

第 2 章 動物介在の理解

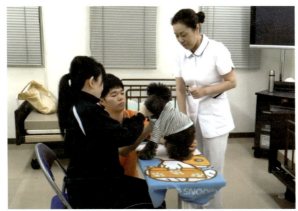
■図3　リハビリテーション場面のシミュレーション（応用動作訓練）

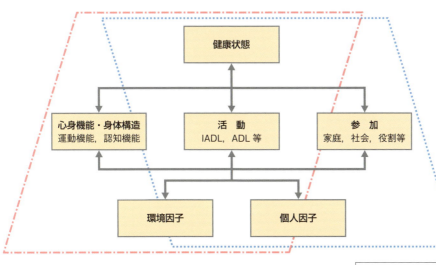
■図4　ICFモデル

「応用的動作能力」とは，食事をする，お風呂に入る，着替えをするといった生活するために必要な動作のことである（**図3**）．

「社会的適応能力」というのは，学校に行く，仕事をするといった地域での役割を果たすための能力のことである．

理学療法士（PT：physical therapist）はICF（International Classification of Functioning, Disability and Health：国際生活機能分類）モデル（**図4**）における心身機能・身体構造に対してアプローチすることが多いのに対し，作業療法士（OT：occupational therapist）は回復期，維持期において活動の制限や参加の制約を軽減し，参加や活動の回復に向けたアプローチを実施することが多いと考えられる．

3）働く場所

作業療法士，理学療法士が共通して働く場所については，病院（小児専門病院を含む）や福祉施設（小児施設を含む），介護老人保健施設，障害者福祉センター，障害児（者）通所・入所施設，特別支援学校等がある．

働く場所の違いとしては，作業療法士は就労支援センター，自動車学校，刑務所，理学療法士はオリンピックやパラリンピックのスタッフとしての参加，プロ野球球団，最近では動物病院（動物へのリハビリテーション）などで働いている人もいる．

▌4 ●AAI における作業療法，理学療法のかかわり

動物による癒し効果は経験的に知られ，情緒の安定，意欲・活動性の向上，痛みの緩和などに応用されてきた．動物との関わりが医療で用いられるようになったのは，前述の道徳療法（moral treatment）における作業療法の一環として，家畜や小動物の世話を用いたことに端を発していると考えられている．

そして欧米では，1960 年代から医師や獣医師，理学療法士の指導に基づいて身体障害者のリハビリテーションや精神障害や情緒障害がある人たちに対する動物とふれあうことの治療的試みが行われるようになったといわれている[6]．

論文として発表されたのは，理学療法の分野で，11 名の中等度から重度の 2 歳から 9 歳までの脳性まひ児に対する乗馬療法の効果を 3 名の理学療法士の観察により，乗馬姿勢の改善を報告した論文が，動物介在療法の効果検証を実施したものとして有名である[7]．

動物介在療法とは違う分野ではあるが，欧米では，すでに 1980 年代から動物に対する理学療法が始まっており，わが国でも動物理学療法という分野がつくられ，ペットの手術後の健康管理や機能回復，さらには高齢動物のケアや運動能力維持，競技能力向上など，動物に対する理学療法が行われるようになった[8]．

わが国の作業療法の分野では，2000 年ごろから動物を用いた作業療法の学会発表がみられるようになり，論文発表は，2000 年には，4 名の身体障害者への介助犬を用いた実践報告[9]，2005 年には，1 名の広汎性発達障害児に対する馬を用いた活動の効果と乗馬習得過程の報告[10]，2011 年には，進行性脳腫瘍患者と家族に対して実施した犬を用いた実践報告[11]がある．

ただし，これらは研究的に実施されていることがほとんどで，一般的なプログラムとして病院や福祉施設で行われていることは，著者の知る限りほとんどない．

動物を扱う専門家と医療福祉分野の専門家との連携の難しさが理由としてあるのではないかと考えられる．近年は新型コロナ感染症への対応がまだ求められ，医療福祉施設に動物が入ること自体が難しくなっていることも考えられる．どのようなことが今後必要なのか，考えていく必要がある．

引用・参考文献

1) 鎌倉矩子：古代養生法としての作業．作業療法の世界 – 作業療法を知りたい・考えたい人のために，第2版（鎌倉矩子ほか編），p.6，三輪書店，2004

2) 吉川ひろみ編：ルーツ – 道徳療法，アーツアンドクラフツ運動，社会背景．作業療法の話をしよう – 作業の力に気づくための歴史，理論，実践 –，p.3，医学書院，2019

3) 大橋ゆかり編：理学療法の歴史と理念．ビジュアルレクチャー基礎理学療法学，p.9，医歯薬出版，2012

4) 日下隆一ほか：理学療法の歴史．理学療法概論，第7版（奈良勲ほか編著），p.25，医歯薬出版，2019

5) 日本作業療法士協会：オーティくんのぎもん – 作業療法と理学療法のちがいってな〜に？ –
https://www.jaot.or.jp/otkun_question/otkun_question_2/ より2024年4月27日検索

6) 山根寛：芸術療法，音楽療法，園芸療法，動物介在療法．総合リハビリテーション32（9）：867-871，2004

7) Bertoti B：Effect of therapeutic horseback riding on posture in children with cerebral palsy. Physical Therapy 68（10）：1505-1512, 1988

8) 公益社団法人日本理学療法士協会 動物に対する理学療法部会 加藤仁志：代表運営幹事ご挨拶，2021年9月
https://www.japanpt.or.jp/pt/function/subcommittee/animal/ より2024年6月16日検索

9) 原和子ほか：身体障害者の作業遂行過程における介助犬の役割と課題．作業療法19（3）：229-236，2000

10) 美和千尋ほか：自閉症児における乗馬活動による症状改善と乗馬習得過程 – 1自閉症児を通して –．作業療法，24（3）：262-268，2005

11) 谷本健治ほか：進行性脳腫瘍患者とその家族に対して実践した「犬」を媒介とした環境調整アプローチ．北海道作業療法28（2）：64-70，2011

COLUMN

第3章

動物介在の実施

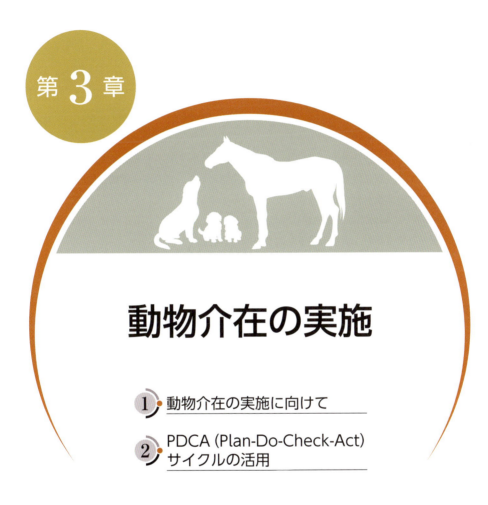

1. 動物介在の実施に向けて
2. PDCA (Plan-Do-Check-Act) サイクルの活用

第3章 動物介在の実施

1 動物介在の実施に向けて

本節のポイント

●AAI・AASの実施手順，サイトアセスメントおよびリスクマネジメントを解説する.

1 はじめに

本節では，AAI・AASの実施に向けて，その手順とサイトアセスメントおよびリスクマネジメントについて解説する．現在活動している人には確認事項として，これから活動を始めたいと思っている人には実施までの準備がわかるようにまとめているので参考にしていただきたい.

AAI・AASのどの場面でも，動物側の準備について先に記述している．動物の種類によって，必要な準備も変わってくるが，活用例が多い犬を中心に解説している.

2 AAI・AASに関わる人材について

ここでは，AAI・AASを提供する側の専門家や関わる人たちの役割について紹介する.

1 コーディネーター

AAI・AASの実施において，各施設と交渉をする人のことは「AAA/AAE/AATコーディネーター」と呼ばれている（表1）．AAI・AASの対象者の特徴や発達についての知識があり，プログラムの実施においても，動物の適切な関わり方を指導・提供できる人が望ましい．そのためには，動物に関する知識も持ち備えており，動物福祉を考慮したプログラム提供ができる人がよい.

■表1　コーディネーターに求められるスキル

対象	求められるスキル
AAA	高齢者施設での交渉で，高齢者施設でのレクリエーションなどのプログラム作成や対象者の特徴について特化した知識を持ち備え，動物福祉に配慮した取り組みができる
AAE	子どもの発達や特徴を理解し，教育の専門家が求める内容を動物との関わりに反映し，動物福祉に配慮した取り組みができる
AAT	対象者の病気・障害を理解し，医療関係者が指示した内容を即座に動物とハンドラーに共有し，動物福祉に配慮した取り組みができる

2 ハンドラー

動物をハンドリングする人のこと．一般的には飼育をしている飼い主が多いが，パートナーとしてAAI・AASのみに参加する場合もある.

第3章　動物介在の実施

3 ●サポーター・アシスタント

　AAI・AASの実施において，動物を同伴せずに参加する人のこと．主な役割は，動物のサポートおよび，複数を対象とする活動場面での対象者の招集・整列，時間の管理などを行う．プログラム内容や参加の規模によって，必要性は変わってくる．

3　AAI・AAS を実施するにあたっての準備

AAI・AAS の実施準備

①動物の健康状態の把握　　　　　⑤費用について
②動物の適性評価　　　　　　　　⑥保険の加入について
③動物のハンドラーの準備　　　　⑦契約書や覚書の取り決め
④動物取扱業の申請に関して

1 ●動物の健康状態の把握

　まず参加する動物は健康でなければならない．日ごろからの健康管理が大切で，獣医師による診断も欠かせない．犬の場合は，獣医師による健康診断書の提出は年に1回は最低限必要になる．健康診断書は団体によって異なるため，実施する団体による指示のもとに提出する．併せて，日ごろから適切な栄養・運動が必要で，心身面において充実していることが大前提となる．

　犬については，ボディコンディションスコア（BCS：body condition score）（**表2**）が適正範囲か確認する．肥満は足腰にもよくなく，健康状態を悪化させる要因にもなる．また，やせすぎなどもフードへの欲求が高くなりすぎる要因にもなるため，適切な状態が望ましい．

　加えて，犬の場合は，狂犬病予防接種，混合ワクチンを受けていることが必要になる．混合ワクチンについては，獣医師の判断により，抗体価の測定を行い毎年の接種でなくてもよい場合がある．感染症予防もしっかりと行っていることが必要になる．

2 ●動物の適性評価

　AAI・AASに参加する動物は，必ず適性評価を受けて，ハンドラーとペアで合格していることが必要になる．適性評価は，動物の専門家でAAI・AASを理解し，動物の行動を理解している評価者に実施してもらうことが大切である．

　評価については第4章3節「介在動物評価者の役割」（p.149）で説明しているため，ここでは割愛する．

3 ●動物のハンドラーの準備

　適性評価を受けた動物のハンドラーは，実施日に合わせて動物の健康管理およびシャンプーなどで清潔に保つ準備をしていく．当日必要な道具（トリーツ，散歩セット，休息用のマット，足ふきタオルなど室内に入る準備など）の準備も必要になるが，プログラム内容によって個々の準備物品は変わっ

99

■表2 犬のボディコンディションスコア（5段階）

BCS	1	2	3	4	5
	削痩	体重不足	理想体重	体重過剰	肥満
理想体重(%)	≦85	86〜94	95〜106	107〜122	123≦
体脂肪(%)	≦5	6〜14	15〜24	25〜34	35≦
肋骨	脂肪に覆われず容易に触ることができる	ごく薄い脂肪に覆われ容易に触ることができる	薄い脂肪に覆われ触ることができる	脂肪に覆われ触ることは難しい	厚い脂肪に覆われ触ることは非常に難しい
腰部	脂肪がなく骨格が浮き出ている	脂肪はわずかで骨格が浮き出ている	薄い脂肪に覆われ、なだらかな輪郭をしており、骨格は触ることができる	やや厚みがあり、骨格はかろうじて触ることができる	厚みがあり、骨格を触ることは非常に難しい
体型	横から見ると腹部のへこみは深く、上から見ると極端な砂時計型をしている	横から見ると腹部にへこみがあり、上から見ると顕著な砂時計型をしている	横から見ると腹部にへこみがあり、上から見ると腰に適度なくびれがある	横から見た腹部のへこみや、上から見た腰のくびれはほとんどなく、背面はわずかに横に広がっている	腹部は張り出してたれさがり、上から見た腰のくびれはなく、背面は顕著に広がっている

（藤村響男ほか編：愛玩動物看護師必携テキスト．p151, Gakken, 2023）

てくるので，必要なものを持参するようにする．

　ハンドラーは，活動に適した服装で参加する．団体によっては，指定のユニフォームやカラーなど決まっていることがあるので確認をしておく．

　服装については，相手を不快にさせない服装であることに気をつけ，胸周りや背中が大きく開いて露出してしまうような服装は避ける．

　靴については，室内での実施の際は上履きを準備し，屋外では運動靴での活動が望ましい．アクセサリー類については，リスクマネジメントの項目（p.113）で解説したので参照してほしい．

▍4 ●動物取扱業の申請に関して

　AAI・AASの実施において，動物を取り扱う者として，動物取扱業についても知っておかなければならない．有償での実施の場合は「動物取扱業第一種展示」を取得し，ボランティアであっても10頭以上の飼養管理の場合は「動物取扱業第二種」の届け出をしなければならない．

　ハンドラーの単独の実施では届け出をしなくてもよいなど，グレーな部分ではあるが，まじめに実施し，進めていくにはこれら知識も必要になってくる．

該当する場合は,事前に申請する必要があるので準備をする.各都道府県によって申請などが異なってくるので,必要な場合は調べておく.

5 ● 費用について

実施においては,無償・有償によって,実施団体の体制も異なる.

有償の場合は,前述した動物取扱業の申請も変わってくる.実施団体からは無償でスポンサーを付けて実施される場合は,実施後にスポンサーへの報告等が必要となる.

実施にかかる費用の有無に関わらず,実施したら報告書の作成を行い,有償の場合は経費についても報告が必要になる.

6 ● 保険の加入について

事故が発生しないように細心の注意を払って実施をするが,不慮の事故は起こりうるものである.そのため,保険に加入をしておくことが大切である.

参加するメンバーがボランティアでの実施であれば,ボランティア保険の加入が必要となる.グループでの取り組みであれば,代表者がまとめて加入を行う.個人での実施では該当する保険に加入する.

有償での実施の場合は,犬の場合はハンドラー(飼い主)が賠償責任保険に加入しておくことでカバーできる.車や火災保険,自転車の保険などの付帯で加入していることがあるので,ハンドラーはその旨を確認して,実施するメンバーの代表に伝えておくとよい.実施する団体によって加入をしていることがあるので,団体に所属する人は代表者に確認するようにする.

7 ● 契約書や覚書の取り決め

実施にあたり,実施する施設との契約,参加メンバーとの取り決めを行い,お互いの責任の所在を決めておくことが必要になる.知り得たことを口外しないことや写真撮影に関すること,写真の公開についての取り決めなども必要になる.この取り決めについては,実施団体ですでに定めている場合は先方に提示し,お互いの理解をもって取り決めていくことが必要になる.

4 AAA の実施に向けての手続き

それでは,動物の専門家としての立場から,施設側からの依頼があった場合を想定して,手続きを解説する(動物側のチームから施設に依頼する場合でも参考にできる).

AAA の実施手続き

①施設側との交渉(高齢者施設での AAA の場合)　　④実施当日

②実施メンバーの準備　　⑤本番

③プログラムの立案・計画書提出　　⑥終わってから(現場で)

　(当日のタイムスケジュールを含む計画書の提出)　　⑦終わってから(帰宅後)

1 ●施設側との交渉（高齢者施設での AAA の場合）

　実施するにあたり，コーディネーターは施設側との打ち合わせが必要になる．施設側の担当者を必ずつけてもらうようにする．

　施設長との交渉の場合は，当日管轄する現場スタッフも同席してもらうようにして，管理職と現場スタッフの両方が情報把握できる状態にしておくことがスムーズな実施への第一歩となる．

　施設側の希望日時，実施時間，希望する内容，参加者の規模（人数），参加する人の状態（車いすの利用・徒歩でも移動可等）・障害や病気の程度，動物アレルギーの有無，実施場所，当日参加してくれる施設スタッフの人数について確認する．実施の規模により，参加する動物の選定が必要になり，参加できるメンバーが少ない場合には，動物の頭数から実施の規模を先に伝えて，参加人数を絞るような調整が必要になる．

　動物の福祉を考慮して，控え室の準備が可能かを打診することや実施側からの要望を伝えることも必要になるので，一方的にならず，打開策を考えつつ進められる能力もコーディネーターには必要なスキルになってくる．

　会場のサイトアセスメントでは，打ち合わせ時に施設のスタッフと一緒に確認し，動線や整列の体系を確認しておく．施設に動物を飼育しているところもあるので，確認のうえ，連れていく動物たちと飼育動物とのバッティングがないようにする依頼も必要になる．

2 ●実施メンバーの準備

　実施の日時・規模が確定したら，参加できるメンバーの調整を行う．メンバーが決まったら，動物のハンドラーに当日までに準備しておくことの情報を共有しておく．実施場所によっては，室内履きの準備が必要となる．前日のシャンプーなども指示を出しておくとよりスムーズに行える．プログラムによっては，メンバーで練習をする必要があれば事前に集合しトレーニングをすることもある．各自で練習できることがあれば指示し，当日の実施前の打ち合わせを入念に行うことでカバーもできる．

3 ●プログラムの立案・計画書提出（当日のタイムスケジュールを含む計画書の提出）

　実施メンバー，入室時間などを記載した当日のスケジュールを事前に施設に提出しておくことで，情報の共有化が図られ，施設スタッフへの周知にもつながる．動物を連れていく AAA では，施設全体に周知されていることでトラブルの回避にもつながる．

　当日の情報は，実施側の責任者，実施メンバーに参加メンバーの紹介および人数，参加動物種類（頭数），入室時間，駐車場の台数（確保してほしい要望を含めて），当日のタイムスケジュール，プログラムの内容，施設スタッフに対して協力してほしいこと，注意点等を明記した用紙を事前に送っておくことで，流れを双方で確認でき，記録としても残すことができる．必要に応じて追加の打ち合わせなどを行い調整していく．

4 ●実施当日

　体調不良もなく，当日を迎えられたら予定通りに進めていく．到着は実施30分前くらいに設定しておく．実施前に，会場での打ち合わせを，メンバーの動きの確認と動物の馴致も含めて実施する．

　動物の排泄や水飲みを完了し，犬の場合は軽い遊びやトレーニングなどで集中力を高め，リラック

第3章　動物介在の実施

スできる状態に保つ．ハンドラーは，動物の緊張をなるべく軽減できるよう，ハンドリングに努める．
メンバーどうしで服装，持ち物のチェックを行い，動物の健康および行動チェックも行う．

5 ●本番

動物の様子を見ながら活動を楽しむ．対象者に合わせた動きや，動物にストレスがかからないよう
なハンドリングに努めていく．コーディネーターは，動物を含めた全体のメンバーの動きを把握しな
がら，適切な指示を出していく．対象者の方へ負担がかからないよう，楽しみながら進めていく．

6 ●終わってから（現場で）

プログラム終了後，対象者が退出した後に，動物の様子についてハンドラーから聞き取りし，次回
に向けての課題や改善点について話し合う．施設スタッフからの感想を聞くことができるようであれ
ば，ぜひ話をしてもらうと今後のよりよい活動につながる．

終了後にその場に残ることができない場合は，速やかに片づけをして退出しなければならない．意
見交換等は別の機会（場所）で行うように対応していく．

7 ●終わってから（帰宅後）

ハンドラーは，動物の行動が普段と違いがないかを確認していく．過度な疲労や興奮など，動物に
負担がかかっていないかを評価していく．また，リラックスできるように，マッサージや適度な遊び
などを含めて行うことで動物は心身ともに満たされていくだろう．

5　AAE の実施に向けての手続き

AAE の実施手続き

①教育機関との交渉　　　　　　　　　　④実施当日
②実施メンバーの準備　　　　　　　　　⑤本番
③プログラムの立案・計画書提出　　　　⑥終わってから（現場で）
　（当日のタイムスケジュールを含む計画書の提出）　⑦終わってから（帰宅後）

1 ●教育機関との交渉

実施する学校に出向き，教員と打ち合わせを行う．打ち合わせ内容を事前に FAX 等で案内してお
くと，短時間で効率的に進めることができる．

打ち合わせで確認しておきたい内容は，実施希望日，対象学年，人数，教科名，目的，動物が苦手
な児童への対応と情報把握，実施時間，実施場所，実施場所への動線，駐車場の確保などである．

実施場所の確認を行い，動物を連れてきてプログラムを実施することが可能かのサイトアセスメン
トを行う．詳しくはサイトアセスメントの項目で説明する（p.109）．

学校からの希望を聞き取り，実施が可能かを検討していく．日程の調整では，電話での打ち合わせ

103

を先にしておき，日程の希望を聞いておくと，事前にメンバーにアナウンスできるため参加者の調整を行える．打ち合わせ（顔合わせ）の際に参加メンバーを伝えることが可能となり，手続きがよりスムーズになる．

　学校での実施の場合でも，控え室の確保が可能かどうかを聞いておくことは重要な点である．動線の確認も必要で，駐車場から控え室，実施場所に移動する際に通る廊下などで，犬を歩かせてよいか，クレートに入れるか，または抱っこをするほうがよいかを確認し，子どもたちとすれ違う可能性があるかによっても，実施学年のみでなく，他学年への周知（犬がいるときの約束）をしてもらうかどうかの依頼にも関わってくる．

　到着時間は実施の30分前を目安に設定している．実施する会場は，到着時に使用していることがないように事前の打ち合わせで伝えておく．

　実施場所のサイトアセスメントを行い，対象人数と動物，実施メンバーが入ることができて温度調整が可能な環境が必要になる．

■ 2 ● 実施メンバーの準備

　実施日，教科・目的が決まったら，実施内容（参加条件を含めて）をアナウンスしてメンバーを募る．内容によって，参加募集の条件を指定することで，プログラムに沿った募集をかけることができる．参加メンバーが少ない場合は，参加できる動物を募ってから，メンバーで目的に近い内容をとれるかを立案していく．

　対象となる年齢や発達過程の特徴についての知識をメンバーで共有しておく（事前学習などで）．

■ 3 ● プログラムの立案・計画書提出（当日のタイムスケジュールを含む計画書の提出）

　コーディネーターは教員からの情報をもとに，参加メンバーの動物とともにできることを考えプログラムを作成する．そして，教員とすり合わせのうえ，プログラムを完成させていく．事前に練習すべき内容については，集まっての練習か，各自練習かによっても調整していく．

　動物が苦手な児童に対してのアプローチについては，サポーターに適切に対応してもらうことで児童の安心感にもつながり，ハンドラーにも余裕ができるため動物にとってもよいだろう．

　当日の流れの確認については，どこに整列するかなど，視覚的にもわかりやすく計画書にまとめておくことが望ましい．計画書1枚のなかに，役割分担などが一目瞭然にわかるようにしておくことがスムーズなAAEの実施につながる．

■ 4 ● 実施当日

　体調不良もなく，当日を迎えられたら予定通りに進めていく．到着は実施30分前を目安に設定しておく．実施前に，会場での打ち合わせを，メンバーの動きの確認と動物の馴致も含めて実施する．動物の排泄や水飲みを完了し，犬の場合は軽い遊びやトレーニングなどで集中力を高め，リラックスできる状態に保つ．ハンドラーは，動物の緊張をなるべく軽減できるようハンドリングに努める．メンバーどうしで服装，持ち物のチェックを行い，動物の健康・行動チェックも行う．

　実施場所によるが，休み時間などでは対象児童でない児童が動物を触りに来ることがあるので，触れないことを伝えることも大切なことである．

5 ● 本番

　動物の様子を見ながら授業を楽しむ．児童の反応を見ながら，動物が苦手な児童や大好きすぎる児童に対して，ハンドラーだけでなく，サポーター・アシスタントと一緒に対応をしていく．コーディネーターは，動物を含めた全体のメンバーの動きを把握しながら，適切な指示を出していく．児童に対しても負担がかからないよう，楽しみながら進めていく．

6 ● 終わってから（現場で）

　授業終了後は，児童が退出した後に片づけを行い，その間に動物たちは水飲みや排泄，軽い遊び等リフレッシュをさせる．会場が使えるようなら，メンバーで軽くミーティングを行い，次につながるような意見交換を行う．動物たちの行動面での変化がないか確認をしていく．実施メンバーから挙がった感想や改善については，後日教員にフィードバックしていく．当日授業終了後は，まだ授業が残っているので話し合う時間はもてないのが現状である．後日報告書などを提出するとさらによいだろう．

　終了後にその場に残ることができない場合は，速やかに片づけをして退出しなければならない．意見交換等は別の機会（場所）で行うように対応していく．

7 ● 終わってから（帰宅後）

　ハンドラーは，動物の行動が普段と違いがないかを確認していく．過度な疲労や興奮など，動物に負担がかかっていないかを評価していく．

　また，リラックスできるように，マッサージや適度な遊びなどを含めて行うことで動物は心身ともに満たされていく．

6　AATの実施に向けての手続き

AATの実施手続き

① 医療関係施設との交渉　　　④ 本番
② 実施メンバーの準備　　　　⑤ 終わってから（現場で）
③ 実施当日　　　　　　　　　⑥ 終わってから（帰宅後）

1 ● 医療関係施設との交渉

　コーディネーターは，医療関係に長けた知識を持ち備えている必要がある．医療関係者から，どのようなことを目的に実施を希望するのか打ち合わせをし，それに見合った動物を選抜し，実施の調整を行う．

　実施にあたっては，動物を医療機関に連れていくので，動物に必要な検査項目（糞便検査や口腔内検査等）についても確認しておく．動物のハンドラーに予防接種の任意接種があるかの確認も必要である．動物を入室させるうえでのルートや持ち込む手段・方法についても事前に確認をしておく．

　実施場所の確認を行い，動物を連れてきてプログラムを実施することが可能かのサイトアセスメン

トを行う．動物が入ることを周知してもらうことや動物の移動の際に出会う患者に対しての対応などの確認を事前にしておくことで，多くのトラブルの回避につながる．

2 ● 実施メンバーの準備

コーディネーターは，メンバーに AAT の概要を説明し，参加できる動物を選抜する．医療関係者の指示でハンドラーは動物に指示を出して動かしていくので，ハンドラーに目的・実施による効能について説明をしておくとよい．動物に必要な検査がある場合は，動物病院で検査を受けてクリアしていることが必要になる．健康診断書と併せて，指定された事前検査の結果を提出する．

AAT で必要な行動を教える場合は，コーディネーターがハンドラーと動物に対して教えることが必要になることもある．

動物の準備として，シャンプーとブラッシングを行い，換毛のある動物の場合は，洋服を着用することも配慮の1つになる．

3 ● 実施当日

体調不良もなく，当日を迎えられたら予定通りに進めていく．医療関係者の指示に従って，会場に入室する．病院によっては，移動に際し関係者のパスがないとドアが開かないものもあるので，トイレなどで退席したい場合は医療関係者との連携が必要になる．開始前までに動物の健康・行動チェックを行う．

4 ● 本番

医療関係者にあいさつをして，撫でてもらうなどの交流をもち，よい印象になるようにコミュニケーションを図る．対象者の入場時には，動物の様子を見て適切なハンドリングができるようにしていく．その後は，医療関係者の指示のもとに，動物を行動させ，対象者と交流していく．

5 ● 終わってから（現場で）

プログラム終了後，対象者が退出した後に，動物の様子をハンドラーから聞き取りし，次回に向けての課題や改善点について話し合う．医療関係者から次回に向けての改善点などがあれば指示をもらうようにする．

終了後にその場に残ることができない場合は，速やかに片づけをして退出しなければならない．意見交換等は別の機会（場所）で行うように対応していく．

6 ● 終わってから（帰宅後）

ハンドラーは，動物の行動が普段と違いがないかを確認していく．過度な疲労や興奮など，動物に負担がかかっていないかを評価していく．

また，リラックスできるように，マッサージや適度な遊びなどを含めて行うことで動物は心身ともに満たされていく．医療機関での滞在は非日常であることから，自宅に入る前に動物の体をタオルで拭くなど，身体のケアをしてあげるとよりよい．

7　AAEプログラムの立案

ここでは，AAEのプログラムの立案について，筆者が過去に実施した内容をもとに詳しく解説する．

小学校からの要望として，犬とふれあうことを希望することが多いのが現状である．特に「生活科」の時間に実施を希望されることが多く，AAEコーディネーターは，担当教員と教科「生活科」の目標を立てるようになる．

1 実施日の決定

教員から希望日を伝えられ，メンバーに出欠の調整をして決定していく．

2 目的の共有

教科が決定し，目的を教えてもらう（表3）．

■表3　AAEを実施する教科・目的の例

実施する教科：生活科

【めあて】
- 犬とふれあうことで，命をもっていること，成長していることに気付く．
- 生き物への親しみをもち，大切にすることができる．
- また，犬にかかわってくださる身近な方たちがいることに気付き，楽しくかかわったり，進んで交流することができる．

【事後の広がり】
- 「先生あのね」口頭作文（国語）
- 学習の振り返り（生活）：教えてもらったことや気が付いたこと
- わんちゃんと会ったよ（図工）
- 朝の会のスピーチ

3 内容の共有

教員から伝えられた教科の目標・希望内容をメンバーに共有し，決定した犬で役割を分担していく．実施内容については，各犬の得意なことを活かすことをベースに考えていく．

はじめましてのあいさつは，犬がいたときのルールを伝え，どのように交流するかのデモンストレーションを交えて教えていく．

特に，ふれあいを中心に行うが，「ふれあう」ことはただ触ってかわいいにならないように，心音（体の中の音）を聞くことや，犬のフードをあげる（舌が手につく⇒触る），触るときも手の感触に意識をしていく．観察して気持ちを察するなど，交流を通じて，犬も感情をもち「生きていること」を感じながら行う．ふれあうなかで，ハンドラーやサポーターは子どもたちとコミュニケーションを図り，犬の特徴や性格なども伝えていく．

通常，小学校の授業時間は45分だが，じっくりと交流がもてるように特別の時間調整で60分にしてもらっている．事後の取り組みで，生活科だけでなく，国語・図工の教科でも活用できることから特別に時間を調整してもらった．すべての時間を犬が活動するわけではなく，説明を聞いたり休める時間を含めている．1年生にとっては時間が長いので集中も続かないかと思われるが，犬がいること

で集中して時間を過ごすことができるようである.

4 ●計画書の作成

　計画書には, 誰が見ても当日実施する内容がわかるようにしていく. 事前に教員にも提出している内容なので, 整列体系などについても指示をしている. 出前授業のようなものなので, はじめに教員がメンバーを紹介したら, 進行などはメンバーで行うスタイルになっている. 感想等を発言する際に子どもを指したりするのは教員に行ってもらう.

　図1に活動計画書の例を示す.

〇〇小学校　第1学年　活動計画書（例）

日時：令和〇年〇月〇日（〇曜日）
教科：生活科
　　　　「みんなとあいさつして, わんちゃんとふれあおう」
　　　　　・なかよくできたね　・わんちゃんてあたたかいね　・給食も一緒に食べたよ
場所：〇〇小学校　視聴覚室
時間：2, 3時間目
　　　　2時間目：9：20〜10：20（2組）, 3時間目：10：50〜11：50（1組）
対象児童：小学1年2クラス（30名／クラス）
教師：1組：T先生, 2組：I先生
コーディネーター：K
犬：柔（スタンダードプードル・3才）, ユフィー（ラブラドールレトリーバー・1才半）, ティアラ（ラブラドールレトリーバー・1才半）
ハンドラー：K＆柔, S＆ティアラ, Y＆ユフィー
サポーター：S. I. H. M. T　人8名, 犬3頭

■全体の流れ
1. 犬の紹介
2. あいさつの仕方, 犬との付き合い方・接し方（説明）
3. ふれあい
4. まとめ・感想等
〈赤白帽子の使い方〉
アレルギーを懸念する子ども：赤帽子 - 事前申告1名
犬に対して恐怖心のある子ども：白帽子 - 事前申告5名
特に平気な子ども：首にかけておく（ポケットに入れておく）

【先生にお願い】
※各クラス3つのグループに分けられるように並んできてください.
※始まる前と終わった後には手を洗うようにしてください.

●授業の展開：60分

時間（分）	児童の主な活動	教員	コーディネーター	犬ハンドラー サポーター
5	整列	整列	あいさつ	犬, 人紹介
15	座って話を聞く	はじめのあいさつ・ことば	自己紹介 あいさつの説明 犬どうしのあいさつの仕方 教育支援犬の話 赤白帽子の説明 ・触るとき ・犬がいるとき	資料提示の補助
30	犬とあいさつ, ふれあい	児童のサポート アレルギー児童の対応等	犬とあいさつ 1頭につき10分程度（動き可） 心音を聞く, えさあげ, 観察など色々なふれあいをする	犬とあいさつ・ふれあい
5〜10	感想	授業のまとめ	まとめ	整列

■図1　活動計画書の例

第3章　動物介在の実施

【補足】

　このプログラムの提出に併せて，駐車場の確保では車2台と申請している．体育館に近い場所を指定してもらい，入室は8：50を目安に行っている．集合場所で車2台にメンバーが乗り合いをし，一緒に学校に向かっている．休み時間は体育館の舞台（カーテンを閉めている）で休息し，開始5分前に整列し準備して，子どもたちが入室するという流れである．

8　サイトアセスメント

　サイトアセスメントとは，会場となる実施場所を評価し，安全にAAI・AASができるかどうかを判断することを意味する．事前に訪問し，担当者と会場を確認し，改善できることは頼み，改善できるように道具が必要であれば当日に持参できるように準備をする．現場では，動物が入った場合に想定される危険事項と，対象者がいる状況を想定し，その両方から考えることが必要である．対象者の特徴などを含めて，対象者側の専門家の意見を十分に参考にすることが大切である．

　表4に示す条件を満たす場所を選び，候補の場所を評価していく．実施場所に瞬間移動できるわけではないので，施設に到着してからの動きを考えて，その際に必要なことを記述していく．動物とともに荷物を持ってどのように安全に行くことができるかをみていこう．

■表4　AAI・AASを実施する場合に必要な条件

- 動物が入ることができる環境で関係者・関係者以外の理解，協力が得られる
- 動物が入っても安全に活動できる場所である
- 床材が滑らない（滑る場合は，マット等を敷いて対応ができればよい）
- 動物とそのハンドラー，実施メンバー，現地スタッフ（AAA：施設スタッフ，AAE：教員，AAT：医療関係者），対象となる方々が入り，余裕がある部屋が望ましい
- 対象者と動物が不快にならない環境であること（明るさや騒音等）
- 空調の管理ができる（冷暖房の調整が可能であること）
- 会場となる場所への移動がスムーズであること
- 可能であれば控え室（休憩室）が準備できる（荷物を置く場所としても）

1　駐車場の確保

　動物を連れていく場合に，徒歩で行くか（電車やバスを含む），自転車で行くか，車で行くかの3パターンが想定される．多くは車での移動になるので，施設にメンバーの車を駐車できるスペースがあるかの確認は必須になる．台数に限りがある場合は，事前の確認で確保しておいてもらうようにすることや，駐車スペースの指定をしてもらう．雨天時を考えると，出入口に近い場所にしてもらうようにしたい．複数人で行く場合は，乗り合わせていくことや現地到着時間を合わせて到着するようにすることが望ましい．到着の目安は開始の30分前を予定していくとよい．駐車してなお到着時間が予定より早い場合であっても，勝手に入室することはNGである．メンバーがそろって入室するようにしていく．会場が近くにあり自転車を使用して行く場合は，駐輪場の場所の把握が必要である．

109

メンバー全員がそろってから入室するので，駐車場を集合場所とするなど，明確にしておくとよい．到着時間も合わせて，個人が勝手に動くことがないように情報共有をしておくことも大切なルールである．

また注意すべきことは，駐車場の位置にもよるが，休み時間などに子どもがいることも想定されるので，利用の際は運転にも特に気を付けなければならない．

2 ● 動線

施設内に入室する際には指定された出入口を利用するようになる．出入り記録が必要な場合もあるので，コーディネーターやグループの代表がまとめて記録するようになる．個人の場合は個人で記録する．施設の担当者が迎え入れてくれることもあり，このときにメンバーがそろっていないと入室ができなくなってしまうので，時間に遅れるようなことがないように準備していく．

施設の方に案内してもらう場合は，廊下の移動など他の方の迷惑にならないように一列に並ぶことや動物を連れている場合も場所をとらないように注意を払う．動物の移動で歩かせてはいけない場所があるかどうかも確認し，許可をとることも大切である．クレートに入れておかなければならないなど施設側の指定がある場合はそれに従う．

実施場所に移動する間にも，動物を連れていくのに危険な場合があるので，打ち合わせ時に確認をしておく．学校の場合，廊下などの掲示物がとれかかっていることや，画鋲が落ちていることもあるので，特に歩かせて移動する犬については，細心の注意を払うことが必要である．

建物の内部の上下移動については，階段やエレベーターを利用する．

階段の場合は，右側通行で人が先に前方を確認しながら利用する．犬の場合，人のペースに合わせて歩行できるようにしておくことが必要である（施設で指定があるようならそれに従う）．

エレベーターの場合は，犬連れでは尻尾をドアに挟まれないように注意し，奥に入れるようなら，奥に入り「オスワリ」など落ち着ける指示を出して行動させる．なるべく，メンバーのみが乗るように調整し，動物どうしが近すぎないように場所の確保やハンドラーの立ち位置に気を付ける必要がある．

そもそも，エレベーターに慣れている動物でないと動物にとってもストレスになってしまうので，事前に経験させて問題ないことを確認しておくことも大切である．

3 ● 実施場所の環境確認

実施会場となる場所は，誰もが快適に過ごせる場所でなければならない．快適に過ごせるようにするには，空調・床の素材・照明について望ましい状態であるかを確認する必要がある．

1）空調

人間が快適に感じる温度と動物が感じる温度は多少異なるが，暑すぎたり寒すぎたりすることは，お互いにストレスに感じる．適度な換気も必要になるので，窓があることやエアコンで温度調節ができる場所が望ましい．

まれに外での実施もあるが，外では雨天時に実施できないことや日陰がない場合などは実施が不可能になるので，目的をもって実施する場合には難しい選択となる．雨天時の対応が可能であることや外で実施する意義が確固としてある場合は実施時期を考慮したうえで検討する余地はある．

2）床の素材

室内での実施を想定して，動物種も犬，猫，小動物を対象として説明していく．動物のなかでも，特に犬を介在させる場合は，床の素材の確認はとても重要なポイントになる．「滑る」ことは，足腰への負担が大きいだけでなく，ケガの要因にもなるので，床の素材と滑りにくいかどうかの確認を怠らないようにする．

AAI・AASの実施場所は人間を対象とした場所であり，室内でも靴のままや上履きに履き替えてのことが多いだろう．まれに絨毯の部屋などでは上履きを脱いで靴下のままというところもあるだろう．動物たちは，普段から靴を履くこともなく，室内育ちで，犬だけ足を拭く．犬の足はパッドの役割を果たす肉球があるとはいえ，床の素材が滑りやすければ滑って踏ん張りがきかない．オスワリしても滑ってしまうことがある．

リハビリを行う場所や高齢者施設であれば，床の素材は転倒しづらいものになっていることが多いが，学校などの環境では，犬にとっては滑りやすい素材になっている．そのため，コーディネーターは床の素材を確認し，滑りやすいようであれば，マットやカーペット等を敷くことや会場を変更するなどの配慮が必要になる．

3）照明

室内での実施では，適切な照明が大切になる．自然光がベストだが，会場によっては照明をつけたほうが望ましい場所もある．体育館などでの実施の場合，古い設備であると，照明が点灯するまでに時間がかかったりすることがあるので，その分の準備をあらかじめ学校側にお願いしておく．蛍光灯が切れかかってチカチカ点滅している状態などは人にとっても非常に不快なので，会場の確認の際には，照明をつけた本番の状態で見せてもらえるようにすることが必要である．窓の多い会場の場合，時間帯によっては太陽の光の入り方も変わるので，サイトアセスメントを行う際には，可能であれば実施する予定の時間に評価できるようにすることが望ましい．

▋4 ●その他

犬の排泄場所の確保では，控え室もしくは実施場所の一部にペットシートを敷き言葉で排泄できるようにしておくことが望ましいと考える．トイレのしつけ（トイレトレーニング）ができていれば問題ないだろう．しかし，どの犬もシートで排泄できていれば問題ないが，外での排泄を希望する場合のために，排泄をしてもよい場所を施設側に指定してもらうことを依頼しておく．排泄した場合はシートで吸い取り，水をかける処理を行う．

動物が入ることで誰もが不快にならないように，実施時間だけでなく，他の場面でもさまざまな配慮をしていくことが大切である．

*

表5に，AAEの実施の際に，著者が気を付けていることをまとめた．実施場所の特徴を知り，そこから考えられるリスクと対処するためにできること，犬の適性チェックの段階で必要な項目，注意すべき事項を参考にしていただきたい．

■表5 AAE（犬の場合）の場所における特徴とリスク，適性チェックで必要とされることのまとめ

場所	特徴	考えられるリスク	適性チェックで必要な項目	注意事項
駐車場	• 学校によって，駐車場の広さが異なるため，事前に入校する台数の提出が必要である	• 駐車場のスペースがなく，停める場所がない • 休み時間帯の入校により，子どもたちとバッティングする	• 車から降りて過剰に興奮したり飛び出したりしない • クレートのまま移動する場合，吠えずに大人しくしている	• 駐車場から入口が近いかを確認しておく • 雨の際など移動に時間がかかることがある • 入室の時間の確認（駐車場に子どもがいない時間帯）
廊下 階段	• 走る・大声を出す子どもがいる • 階段を勢いよく昇降する子どもがいる	• 廊下を走る子どもとぶつかってしまう • 階段の昇降の際にぶつかる	• 歩行 • 階段の昇降をゆっくりと歩くことができる	• 犬を連れていないサポーターが先頭になって歩くとよい
体育館	• 広い • 大人数での実施に◎ • 照明をつけるのに時間がかかることがある（ゆっくり点灯する） • 空調設備がないところや実施時間より前に空調を整えておく必要あり	• 床がつるつるしているので，犬が滑りやすい • 季節によって温度の調節が難しい（学校の設備が古いと，空調の管理ができないため実施の時期の検討が必要）	• マイク等を使用の際の音響への反応 • 落ち着いて歩行できることの確認 • 犬の場合⇒足裏の毛のカット	• 雨の日には雨の音で声が通りにくい • 暗く感じる場合は，照明をつけてもらうように依頼する • 日射しが気になる場合は先にカーテンを閉め対処する
視聴覚室	• 小学校によって，絨毯や床の間など差はあるが，1クラス入れるくらいの大きさがある	• 絨毯の場合：毛がつきやすい，トイレの失敗で汚してしまう • フローリングの場合：滑る	• トイレのしつけ	• フローリングの場合，滑らないようにマットを敷いたり，滑らないシートを敷くなどの工夫を行う
教室	• 板の間が多いので滑りやすい • 机といすがあるので活動するスペースは狭い	• 滑りやすいので活動しにくい • 給食の台，教室飼育生き物等がいる場合があるので，刺激となりやすい	• 誘惑物があった際に，言葉での制御ができること • 周囲の環境に影響に左右されない	• 廊下と教室の仕切りのない場合があり，周囲の影響を受けやすくなる
その他の屋内施設	• オープンスペースでの教室の場合，他のクラスが授業をしているので休み時間になると子どもの移動がある	• 展示物や壺などがある場合は，尻尾で倒してしまう恐れがある	• 周囲の環境に左右されない（刺激に過敏でないこと） • 行動のコントロールができる	• 会場の把握
校庭	• 砂や一部芝生等の環境 • 遊具が周辺にある • 休み時間には子どもが自由に使用する • 他のクラスも使用することがある • 雨天時，雨天後のぬかるんでいる状態がみられる	• 休み時間に突入すると，子どもが一気に走って出てくる • ボール遊び等でボールが飛んでくることもある • グラウンドの状態によって実施ができない	• 外の環境でのコントロール • 排泄のコントロール • 走る子どもに対する反応性 • すり足などの変わった動きに対する反応	• どのような活動をするかによって想定される動きを考え，その動きに対して過敏でない犬を選ぶもしくはトレーニングする

112

9 リスクマネジメント

安全にAAI・AASを実施するうえで，まずはリスクを知り，どのように対応しなければならないかを考えていくことが大切である．動物と関わるということは，想定外のことが起きてもおかしくないと考えるべきである．生き物を人の管理下に置いて，行動面でのトレーニングを行い，参加させているということは絶対に忘れてならないことである．

だからこそ，さまざまな点で，動物にも負担をかけないようにしなければならず，環境を整え，安全面を保つ必要がある．

1 動物側の管理面

1）動物のハンドリング

適性評価をクリアしているからといって，動物の気持ちを無視してはならない．ハンドラーは動物の感情の変化を察知し，適切なハンドリングをしていく．動物の逸走がないように，リードをつける・囲いを設けるなどの環境設定をしておくことで，予想されるリスクを最小限に抑えることができる．

動物と対象者が近い位置で交流をする場合，ハンドラーのハンドリングスキルが必要となり，動物の負担を最小限にできるように適切な介入が大切である．

2）アレルギー対策

アレルギー対策として，動物を洗って被毛のケアをして参加することが重要である．特に犬の場合は，ふけがアレルゲンとなるのが，シャンプーすることである程度対処することができる．

3）爪の対策

動物の爪の長さを整えておく．爪が長いと引っかかって対象者の皮膚を傷つけてしまうことがある．長さを整え，やすりがけをすることでリスク軽減につながる．また，爪を立てるような行動をとらせないようにハンドラーは注意していく．膝の上や皮膚に接する場合は，マットやタオルなどを使用し環境を整えることも重要である．

特に犬の場合，うれしい感情の表現であったとしても，飛びつきなどは対象者の転倒につながるので十分に気を付けることが必要である．ハンドラーの指示やリードの長さを調整することで回避することが可能である．適性評価のもと，参加する犬でも，ハンドラーのハンドリングで安心できるように十分に気を付けていく．

2 人側の管理面

1）アレルギーのある子どもへの対応

動物に対するアレルギーのある対象者の参加が予想されることがある．対象者の管理は，施設・教育機関・医療機関の人側の専門家の管轄で，事前に確認してもらい情報を共有してもらう．

特に教育機関においては，アレルギーのある子どもでも参加が可能であれば動物がいる空間をともにするが，接し方に気を付けていく．

参加形式は担当教員と保護者の判断で決定されるが，アレルギーがあるかどうかがわかりやすいように，著者は赤白帽子を使用し，アレルギーのある子どもは赤色の帽子にすることで視覚的にわかるようにした．赤色の帽子の子どもには，指定された交流の仕方で参加してもらう．

2）ズーノーシスについて

ズーノーシス（人獣共通感染症）についての知識と予防で対応する．ズーノーシスについて詳しくは，第4章2節「獣医師の役割」（p.136）を参照してほしい．

ハンドラーのハンドリングスキルで予防できることとして，動物に咬まれること，引っ掻かれること，唾液の接触のリスクを軽減することなどがある．また，シャンプーや身体を清潔に保つための取り組みにより，糞尿の接触，ふけの散布のリスクの軽減につながる．

特に犬は，ワクチンの接種により，ズーノーシスに挙げられるレプトスピラ症，狂犬病などを予防できる．さらに糞便検査および駆虫により，ジアルジア症，犬回虫，犬糸状虫症，瓜実条虫症，ノミなどから守ることができる．

基本的には，ハンドラーも対象者も実施前後の手洗いをしっかりと行うことが重要である．

3）実施メンバーの服装や身だしなみ

実施メンバーの服装や身だしなみについては安全なものでなければならない．アクセサリー類（華美なピアス，指輪など）は落としたり，つかまれて引きちぎられる可能性があるので外せるものは外す．

髪が長い人の場合は結ぶことが必要である．髪の毛で周囲が見えなくならないようにしておく．髪の毛を結ぶゴムも大きくて華美なものであると，対象者によっては気になって取ってしまうこともあるため，そのようなものは使用しない．

爪も同様で，華美な付け爪はAAI・AASにそぐわず，対象者を傷つけてしまう恐れもあるので絶対にしない．

服装については，胸元が大きく開いていたり，背中が出てしまうようなものはAAI・AASにそぐわないため避ける．足元は，室内履きに履き替える場合でも土足のままで入室できる場合でも，どちらも動きやすい靴として運動靴が望ましい．靴ひもがほどけないように実施前に確認しておく．

また，履き替えずに実施する場合，靴が汚れていると不潔に感じられてしまうことがある．動物だけでなく，人も同様に清潔に保つよう気を付けることが重要である．

■3● 環境の管理面

サイトアセスメントでは環境から考えられるリスクを最小限に抑えるように評価している．前項で詳述したので，ここでは当日に防げる対応を紹介する．

場所の確認は行っているが，会場に入ったら動物を入れる前に，実施メンバーだけで，会場の床に危険な物はないかを確認することが大切である．施設の方が清掃をしてくれていると思われるが，直前に使用していることもあるため，清掃道具を貸してもらい掃除をして安全であることを自分たちの目で確認することが大切である．犬が参加する場合は，裸足で参加しているのでケガにつながらないようにするためでもある．

AAI・AAS実施後にも同様に動物たちの被毛やフードの残りかすなどを落ちたままにしないよう清掃をして帰ることもマナーとして必要である．実施後の清掃については，施設側に事前に伝えて必要なければ最低限の目に見えるものだけを清掃しておけばよい．

■4● 施設スタッフとの情報共有

AAI・AASに関わるスタッフとは綿密に打ち合わせを行うことはできるが，通常，他のスタッフ

第3章　動物介在の実施

も常勤している．施設のスタッフの担当者には，実施メンバーが関わる可能性のあるスタッフには事前通達をしておくことを依頼する（たとえば，受付担当の方〔入室時に申請するなど〕，警備員〔駐車場に何台入校か〕，当日の日勤職員など）．

動物が入室することに対してポジティブに感じている人だけではない場合もあるので，動物が苦手なスタッフやアレルギーのあるスタッフがいた場合に，どのように対処したらよいかは職員内で検討するようにお願いしておく．

対象者の動物に対する感情について事前調査はしていくが，職員に対しては表立って行うことはあまりなく，このようなお願いをすることで職員どうしのコミュニケーションが図られ，AAI・AASが円滑に実施できることにもつながる．施設側と実施メンバーがお互いに心地よく実施に向けて進められるようにするには，このような情報共有はとても大切である．

＊

参考までに，AAI・AAS 実施に向けたフローチャートを**図2**に示す．

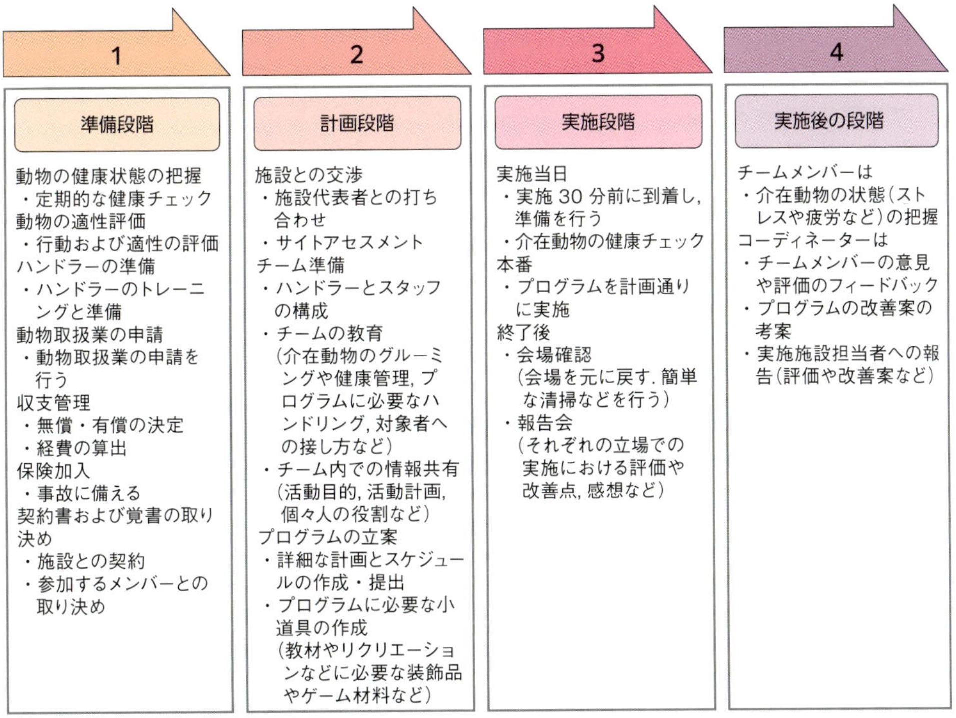

1

準備段階

動物の健康状態の把握
・定期的な健康チェック
動物の適性評価
・行動および適性の評価
ハンドラーの準備
・ハンドラーのトレーニングと準備
動物取扱業の申請
・動物取扱業の申請を行う
収支管理
・無償・有償の決定
・経費の算出
保険加入
・事故に備える
契約書および覚書の取り決め
・施設との契約
・参加するメンバーとの取り決め

2

計画段階

施設との交渉
・施設代表者との打ち合わせ
・サイトアセスメント
チーム準備
・ハンドラーとスタッフの構成
・チームの教育
（介在動物のグルーミングや健康管理，プログラムに必要なハンドリング，対象者への接し方など）
・チーム内での情報共有
（活動目的，活動計画，個々人の役割など）
プログラムの立案
・詳細な計画とスケジュールの作成・提出
・プログラムに必要な小道具の作成
（教材やリクリエーションなどに必要な装飾品やゲーム材料など）

3

実施段階

実施当日
・実施 30 分前に到着し，準備を行う
・介在動物の健康チェック
本番
・プログラムを計画通りに実施
終了後
・会場確認
（会場を元に戻す．簡単な清掃などを行う）
・報告会
（それぞれの立場での実施における評価や改善点，感想など）

4

実施後の段階

チームメンバーは
・介在動物の状態（ストレスや疲労など）の把握
コーディネーターは
・チームメンバーの意見や評価のフィードバック
・プログラムの改善案の考案
・実施施設担当者への報告（評価や改善案など）

■図2　AAI・AAS 実施に向けたフローチャート

【引用・参考文献】

1) 的場美芳子監，特定非営利活動法人動物介在教育・療法学会 / 動物介在教育指導者養成講座委員会編：動物介在教育アシスタントコース基礎編．特定非営利活動法人動物介在教育・療法学会，2014

2) 山﨑恵子：動物介在介入実施における受け入れ施設の評価〜「アニマルセラピー」の現場を査定する〜．一般社団法人アニマル・リテラシー総研，2024

第3章 動物介在の実施

2 PDCA (Plan-Do-Check-Act) サイクルの活用

> ● **本節のポイント**
> ●動物介在サービスの実施計画を立案し，実施と評価を行い，改善するという PDCA サイクルを解説する．

1 はじめに

　動物介在サービス（AAS：Animal Assisted Services）におけるプログラムの実施において，コーディネーターは活動を行う施設担当者と連携しながらプログラムの PDCA（Plan-Do-Check-Act）サイクルに沿って実施計画を立て，実施し，評価を行い，改善することでよりよい動物介在サービスのプログラムを提供することができる（図1，p.118）．

　そして，継続的な改善を通じて，介在する動物が最大限に能力を発揮できるよう，その福祉を十分に考慮した環境やプログラムを構築・実施することが可能となる．

2 PDCA（Plan-Do-Check-Act）サイクルとは

　PDCA サイクルとは，プロジェクトマネジメントやプロセスを改善するために，問題点へのアプローチや解決に役立つ思考の枠組み（フレームワーク）の一つである．

　Plan（計画），Do（実行），Check（評価），Action（改善）の一連のプロセスとフィードバックを繰り返すことにより，個人や組織が継続的に成長していくことを目的とする．実行後は必ず評価を行い，結果の良し悪しにかかわらず，改善に向けて PDCA サイクルを継続して実践していくことが重要となる．

　そのため，日本の教育でも活用されており，幅広い動物介在サービスのプロジェクトで実施できる．

　動物介在教育（AAE：Animal Assisted Education）プログラムにおける PDCA サイクルの手順を例に，具体的に説明する．

1）計画立案（Plan 工程）

　目的を明確化し，プログラムを構築する．

【教育機関・教師とのミーティングを通して】
- 学習指導要領に基づいた指導計画のなかでの動物の活用方法を考える
- 対象児童と教科の確認および決定を行う
- 学習指導案の作成・実施日決定

教科・単元の目的を達成させるべく，教師と相談して学習指導案を作成し，教師およびコーディネーター，介助員，ハンドラーと介在動物の役割を考える．

- サイトアセスメント
実施場所が AAE を行ううえで適しているかを確認する．

【具体的な実施方法】

- サポーター・アシスタント，ハンドラーと介在動物の選定
- サポーター・アシスタントとのミーティングとシミュレーション
指導案解説，役割分担，当日の集合から解散までのスケジュール詳細打ち合わせ，緊急連絡網の作成，予行演習を行う．
- 介在動物の準備（行動面・衛生面）
必要となる行動のトレーニングや前日までのシャンプー等の被毛のケア

2）実施（Do 工程）

- 計画事項に沿って実行
- 当日の動物の健康および行動のチェック

3）評価（Check 工程）

- 教師は児童の評価
児童と動物のかかわりから，プログラムへの改善などの意見・感想を出す．
- コーディネーターはプログラムの評価
動物とハンドラー，サポーター・アシスタント，教師のフィードバックも併せ客観的な視点から，計画から実施までの流れを振り返り，学習の目当てを達成すべく Plan 工程で決定した事項に沿って安全かつ効果的に実施できたか，プログラム全体を評価する．
- 問題点・課題の特定
プログラムの評価から問題点・課題を抽出する．

4）改善（Action 工程）

- 改善策の検討
Check 工程で収集されたフィードバックをもとに，改善点を洗い出し，各点に対して具体的な改善策を立てる．
- 報告書の提出
実施内容および改善案などを含めた報告書を提出し，次の AAE プログラムにおいて改善策を踏まえた導入・展開をしていく．

引用・参考文献

1）鹿野都, 的場美芳子編：動物介在指導者養成講座エデュケーターコース基礎編テキスト. 特定非営利活動法人動物介在教育・療法学会，2017
2）大阪府教育庁市町村教育室小中学校課：カリキュラムマネージメントの手引き
https://www.mext.go.jp/content/20210909-mxt_kyoiku01-000016990_4o-te.pdf より
2024 年 8 月 1 日検索

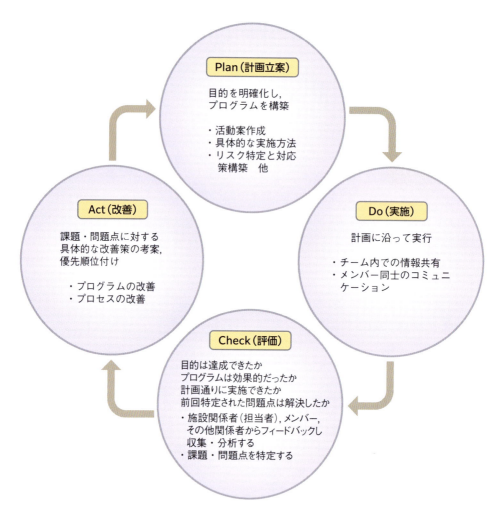

■図1　AASにおけるPDCAサイクル
目的に沿った安全で効果的なAASプログラムの実現には，計画的かつ持続的な改善が不可欠である．PDCA (Plan-Do-Check-Act) サイクルに沿って実施することで，チーム全体，プロジェクトの質を持続的に向上することができる．チーム全体が計画を理解し，一体となって実行することが重要である．

第4章

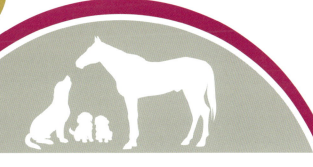

動物介在に関わる職種の役割

1. 愛玩動物看護師の役割
2. 獣医師の役割
3. 介在動物評価者の役割
4. 介在動物のハンドラーの役割
5. ドッグトレーナーの役割

第4章 動物介在に関わる職種の役割

1 愛玩動物看護師の役割

> **本節のポイント**
> ●愛玩動物看護師（VNCA）がどのように AAS に関わっていけるかを解説する．

1 はじめに

　令和4年，愛玩動物看護師法が施行され，国家資格として愛玩動物看護師（VNCA：Veterinary Nurses for Companion Animals）が誕生した．愛玩動物看護師法の目的として「愛玩動物看護師の資格を定めるとともに，その業務が適正に運用されるように規律し，もって愛玩動物に関する獣医療の普及及び向上並びに愛玩動物の適正な飼養に寄与すること」を規定している．

　VNCA の業務は愛玩動物看護師法第2条第2項に規定されており，動物介在サービス（AAS：Animal Assisted Services）においても「愛玩動物を飼養する者その他の者に対する愛護及び適正な飼養に係る助言その他の支援を業とする」との規定に基づきサポートを行うことが求められている．

　著者らが所属する動物病院では，30年くらい前より家庭犬のしつけ方教室の延長線上で動物介在活動（AAA：Animal Assisted Activity）や動物介在教育（AAE：Animal Assisted Education）をスタートさせ，地元の高齢者施設，病院，保育園，幼稚園，小学校などから依頼や相談を受けるようになり，AAS に参加する人材教育やセラピードッグや教育支援犬の育成にも携わっている．

　近年，動物病院でもペットサロンや家庭犬のしつけ方教室，パピークラス，犬の幼稚園などが併設されるようになってきている．そのような動物病院は，AAS に介在させる動物たちの宝庫ともいえる場所といえるだろう．動物病院は，AAS に係る相談窓口としての役割を担っていくことが予想される．

　よって，本章では動物病院に従事する VNCA がどのように AAS に関わっていけるかを著者らの経験をもとに事例を紹介しながら解説する．

2 AAS に携わるには

　VNCA が AAS をサポートする場合，次のような立場がとれる．
①介在動物を伴いハンドラーとして AAS に参加する．
② AAS コーディネーターとなり活動のマネジメントを行う．

　どちらの場合も VNCA は**動物取扱責任者**となり，介在動物を管理する立場になるので，「愛玩動物学」，「人と動物の関係学」，「適正飼養指導論」，「動物生活環境学」，「ペット関連産業論」などで学んだ知識を活かして AAS をサポートしていくこととなる．

　具体的には，VNCA は AAS の知識を身につけ，介在動物のトレーニングはもとより，介在動物の選抜が行えるようになることが望ましい．そのうえで，活動をマネジメントできる AAS コーディネー

第4章 動物介在に関わる職種の役割

ターの役割を担えるような VNCA を目指していくようになる.

　日本での現状を鑑み，AAS の活動を動物介在活動（AAA），動物介在教育（AAE），動物介在療法（AAT：Animal Assisted Therapy）に限定して解説する.

1 ● 介在動物（家庭犬）のハンドラーとして AAS に関わる

　VNCA が愛犬または動物病院関係者もしくはクライアントの家庭犬を伴って，自ら AAS に参加することが多々ある．それには，介在動物の選抜はもとより，介在動物の公衆衛生学的適性や行動学的適性，活動適性などの評価が必要になる（図1）.

　VNCA にそのスキルがない場合は，AAS 介在動物の評価を行う有資格者と連携をとることが必須である．同様に，AAS に必要な動物の動作やトリック（技・芸）を教えるには，ドッグトレーナーとの連携など専門家とのつながりは重要である.

　AAS の活動にハンドラーとして参加し経験を積むことによって，AAS の活動に関する知識や介在動物の適性などを学ぶことができ，AAS を実施するのに不可欠なネットワークの構築や，家庭犬をセラピードッグや教育支援犬に育てるスキルを習得できるようになっていく.

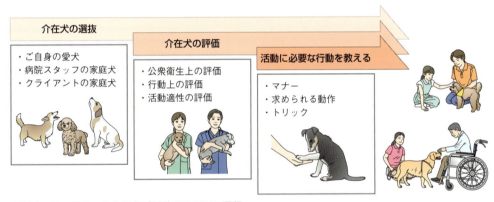

■図1　ハンドラーと介在犬が活動するまでの過程

2 ● コーディネーターとして AAS の活動をサポートする

　AAS を実施するために，必要不可欠なスペシャリストが AAS コーディネーターであり，動物と福祉・医療・教育を結びつける役割を担う（図2）．そのために活動に適した動物を選ぶこと（介在動物の適性評価），活動する施設や施設従事者の状況（サイトアセスメントなど）を総合してマネジメントを行わなければならない.

　現在の日本において，AAS の専門知識をもち，介在動物の特性を活かした活動内容を計画し，その活動全般の調整を行うことができるのは，唯一の国家資格をもつ VNCA しかないといっても過言ではない.

　また，VNCA が誕生したことによって，今後，動物病院が AAS の窓口になっていくであろう未来も予測される．VNCA は専門家とのネットワークを築きながら，AAS コーディネーターとして AAS の活動をサポートしていくことを目指していくことになる.

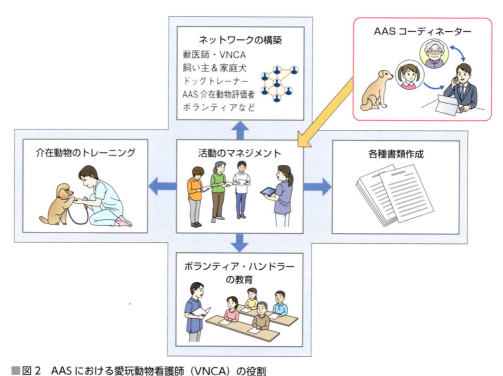

■図2 AASにおける愛玩動物看護師（VNCA）の役割

3 AASコーディネーターの役割

1 活動を実施するためのマネジメント

マネジメントは，ハンドラーと介在動物を含むAAS活動ボランティア・チームを効果的に組織し，適切に指導・サポートするプロセスである．

1）サポートとコミュニケーション

AAS活動ボランティア，ハンドラーと介在動物のチームおよびAASの依頼者との適切なコミュニケーションを確立し，活動を円滑に行えるようサポートする．

2）保険への加入

活動中に発生した事故や怪我に備えて，保険への加入を検討する．

3）活動に関わる各種証明書および覚書などの書類作成

活動を安全なものにするために責任の所在を明確にする文書を作成する．

＊AAS活動ボランティアに参加する人が健康でありAAS活動に関与する犯罪歴などがないことなどを証明する書類の作成．

＊介在動物が健康で公衆衛生上および行動上の問題がないことを

> **用語 解説**
>
> ●ボランティア
>
> 日本では，ボランティアの定義は「仕事，学業とは別に地域や社会のために時間や労力，知識，技能などを提供する活動」といわれている．そもそも，ボランティアの語源は，ラテン語の「voluntas（意志）」からきており，「自分の意思で自ら進んでやること」を指す．多くの人は「ボランティアとは社会事業活動に無報酬で参加する人」をイメージすると思うが，AAS活動に関わるボランティアは自主性をもって参加するということであり，報酬については有償なこともあれば，無償の場合もあるということになる．

証明する書類の作成（第4章2節「獣医師の役割」，第4章3節「介在動物評価者の役割」，p.147，155を参照）．

＊AAS活動上で依頼者との間で交わす覚書の作成．

4）方針と手順の文書化

活動の目的，ルール，手順を文書で明確に定義し，AAS活動ボランティア・チームおよび依頼者と共有する．

＊AAS活動のそれぞれの分野（AAA・AAE・AAT）に即した活動計画書の作成．

5）募集と選考

AAS活動ボランティア（動物を同伴しない，動物を同伴する）を募集し，特に動物を同伴するボランティア（ハンドラーとなる人と介在動物）の選考プロセスを実施する．

＊AAS活動ボランティア募集案内（チラシ・SNS）の作成．

＊AAS活動ボランティアの申込書や活動に従事するために必要な書類の作成．

6）オリエンテーションと研修

AAS活動ボランティアのチームに活動目的や活動の内容を理解させるオリエンテーション（**表1**）と，必要なスキルを磨く研修を提供する．

＊研修では，AAS活動をイメージできるように実際にロールプレイを交えて当日の活動シミュレーションをしてみるとよい．

＊当日持参するものなどをリスト化したフォームの作成（**表2**）．

7）リスク管理

リスクを最小限に抑えるための対策を講じ，AAS活動ボランティアのチームおよび依頼者（訪問先の責任者と関係する職員を含めて），AASの対象者との良好な関係を築く．

＊サイトアセスメントの実施におけるチェックリストの作成（「動物介在サービスの実施に向けて」サイトアセスメント，p.109を参照）．

＊活動当日のAAS活動ボランティアの体調（介在動物を含めて）チェックリストの作成．

■表1　オリエンテーションで伝えること	■表2　ハンドラーの持参物
・活動日時 ・活動場所 ・集合時間，集合場所 ・活動の目的と内容 ・対象者（施設利用者）の身体的情報や活動レベルなど ・AAS活動ボランティア・チームのメンバー紹介 ・ハンドラーと介在犬の役割 ・当日の持ち物 ・施設内の諸注意事項 ・緊急時の連絡先 ・そのほか	・首輪とリードまたはハーネス ・水飲み用具 ・排泄シート ・介在犬の移動や休息場所（クレートやキャリーバッグなど） ・シート/敷物（犬が待っている所に敷くもの） ・フード/おもちゃなどのご褒美（活動前のウォームアップや報酬に使える） ・その他の犬用具：滑り止めクリーム，ウンチ袋，ウエストポーチなど ・上履き，そのほか活動に必要となるもの

> **補足**

●AAS 活動ボランティアの研修内容
①ボランティアの種別についての説明
＊AAS 活動をサポートする人：活動での役割を解説する．
＊AAS 活動に動物（家庭犬）を伴って参加する人：介在犬の適性試験やトレーニングについて説明する．
②活動場所の説明
　保育園・幼稚園・小学校・高齢者施設（特別養護老人ホーム，デイケアセンター・グループホームなど）・病院（子ども病院・精神科病棟・リハビリセンターなど）の施設および施設従事者と，そこでの AAS の対象者について説明する．
＊活動場所が決まっているならば見学できるとよい．
③活動を始動するまでの手続きの説明
　各種書類の提出目的と書き方を説明する．
＊犬連れで活動する人には，ハンドラーと家庭犬のペアで AAS の活動に適しているかを評価するセラピーアニマル評価者が実施する試験に合格することで活動に参加できる旨を説明し，試験の内容なども解説する．

2 活動を実施するためのネットワークの構築（図3）

　AAS を実施するうえで，専門家や活動を支えるボランティアや家庭犬の飼い主とのネットワークは必要不可欠である．AAS コーディネーターはそのネットワークを構築することからはじめるとよい．

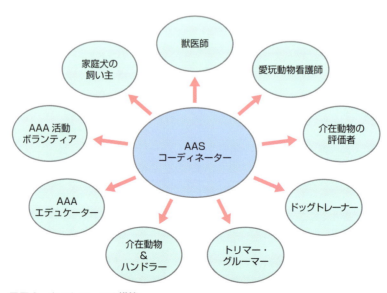

■図3　ネットワークの構築

第4章 動物介在に関わる職種の役割

補足

- AAS活動ボランティア（動物を同伴しない，動物を同伴する）を募集するために，著者らが所属する動物病院では，家庭犬のしつけ方教室に参加している方に向けてニューズレターを発行し院内に掲示してきた（図4）．そのなかでAAS活動の紹介やAAS活動のボランティア募集を告知している．
- また，当院では，仔犬の教室（パピークラス）がAAS活動のボランティア育成の窓口にもなってきた（図5, 6）．パピーテストの実施によってAASのそれぞれの活動に合った適性の仔犬を見出し，将来活動に必要な行動をドックトレーナーについて学んでもらうことを勧めることもできるからである．

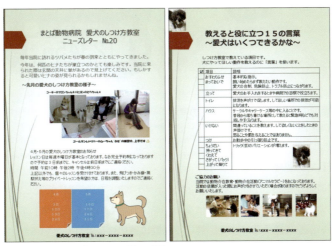

■図4　ニューズレターのサンプル

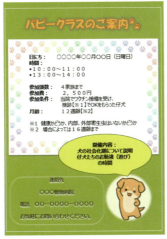

■図5　パピークラス告知チラシのサンプル

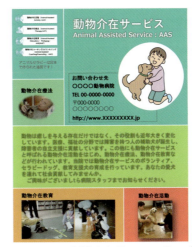

■図6　AASの活動案内ポスターのサンプル

4　活動当日のサポート

1 ● 動物取扱責任者としての役割について

　VNCAは，活動における動物取扱責任者としての重要な役割がある．介在動物の福祉と管理の視点から，介在犬の場合を例に解説する．

　VNCAは活動が始まる前に動物取扱責任者として，次の2つを確認することが重要である．

1）家庭犬の飼い主としての義務

　法律で定められている「犬の鑑札と注射済票」が介在犬に装着されているかを確認する（図7）．

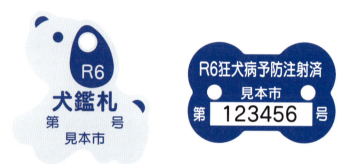

■図7　犬の鑑札と注射済票の見本
（写真提供：株式会社中央ネームプレート製作所）

2）ハンドラーとしての義務

　介在犬にとって適切な装具（首輪・ハーネス・リード・服など）を，適切に装着しているかを確認する．
- **確認内容**：介在犬にとって素材は不快ではないか，新しいものであれば慣れておらず違和感はないか，破損等はないかを確認する．また，適切な位置に適切に装着されているか，装着がきつかったり緩かったりしないか，リードの長さは適切かなどを目視だけでなく，実際に触って確認するとよい．

2 ● 動物介在サービス・コーディネーターとしての役割

　AASの活動が安心かつ安全に行われるように，実施計画書に従いAAS活動ボランティア・チームのみならず，AASの対象者にも注意を払うことを忘れてはいけない．

1）活動場所の安全確認

　駐車場から確認を始める．介在犬とハンドラーの出入口，移動経路，活動場所，排泄場所（ペットシーツを敷いてよい場所など）の安全確認を行う．事前の打ち合わせとは異なることが生じることもあるので，なるべく臨機応変に，かつ迅速に行うことが望ましい．

2）介在犬の健康状態とグルーミングの確認

　健康状態およびグルーミングの確認は，事前に問診票をハンドラーに渡しておきチェック項目を記入して当日持参してもらうとよい（図8）．その問診票をもとに確認するとよい．

3）手指消毒と排泄の確認

　ハンドラー，介在犬，ボランティアは順番に排泄を済ませておくように声をかける．それとともに感染症予防のために手指消毒も行う．特にハンドラーが介在犬から離れてしまうときは，たとえ数分

第4章　動物介在に関わる職種の役割

活動当日の健康チェック問診票

記入日：○○○○年○○月○○日
記入者氏名：○○○　　○○○

	参加する人の健康チェック	
✓	チェック内容	備考
	微熱，発熱はない	
	風邪の症状はない	
	前日の睡眠時間は十分である	
	食欲はいつも通り，食事は済ませた	
	体調は普段通りである	
	メンタル面は普段通りである	
	参加することに義務感はない	
	介在犬の健康チェック	
	体温を測り平熱である	
	抜け毛，皮膚に異常なし	
	目の周り，異常なし	
	耳の中，異常なし	
	口の中および，歯に異常なし	
	食欲はいつも通り，食事は済ませた	
	爪，肉球に，異常なし	
	排泄はいつも通り，問題はない	
	首輪とリード，服などを嫌がらずに装着できた	

■図8　活動当日の健康チェック問診票のサンプル

であったとしてもリードを託す相手を決めておくか，クレート（犬を入れる入れ物など）に入れてボランティアに頼んでおくことが重要である．

4）当日のオリエンテーションを行う

オリエンテーションの内容は書面で配り，内容を読み上げながら確認を行う（**図9**）．AASの活動が人にとっても介在犬にとっても安心・安全に行われるように協力を促す．

5）活動終了後に行うこと

その場の簡単な清掃と消毒，忘れ物がないかなどの確認を行う．また，事後ミーティングがある場合は，時間と場所を伝える．施設関係者に挨拶をして帰る．活動に関するアンケートなどを行いたい場合は，このときにアンケート用紙を渡し，どのように回収するかを伝える．

＊アンケートを行いたい場合は，依頼者側との事前ミーティングの時に，アンケートの目的と内容，その結果の公表の可否などを含めて合意を得ておくこと．

6）報告書の作成

AASの活動の計画から実施までのプログラム全体を振り返り，問題点や課題を整理する．たとえ

127

動物介在教育（AAE）～「いのち」の教育～　in ○○○○幼稚園　実施確認書

作成：AAS コーディネーター　○○○○○（○○○動物病院）

開催日時：○○○年○○月　○○日（曜日）午後 1 時～1 時 30 分
会場：○○○○幼稚園　プレイルーム
園児：5 歳児 25 名（アレルギー園児 2 名を含む）
スタッフ：クラス担任 1 名，サポート職員 4 名
AAS 活動ボランティア・チーム：
- 指導者：AAE エデュケーター○○○さん
- サポート：2 名（○○○さんと○○さん）
- ハンドラーと教育支援犬：6 組
  ○○○&○○（トイ・プードル）ab，○○&○○○（トイ・プードル）ab，○○○○&○○（ゴールデン・レトリバー）a，
  ○○○&○○（パピヨン）a，○○○&○○○（パピヨン）ab，○○○&○○（ビション・フリーゼ）b
  注）a：ふれあいタイム参加，b：ゲームタイム参加
  （持参物）：滑り止めプレイマット 20 枚

目的：犬とのふれあいを通して，「いのち」を感じる．「いのち」の尊さに気づき，労ったり，気遣ったりできるようにする．
内容：
①犬とふれあうことで，その温もりや仕草から「いのち」を感じ取る．
②犬の気持ちを考えながら，お友達と協力してゲームを楽しむ．
タイムスケジュール
①あいさつ（7 分）
- 担任からの本日の活動の紹介
- AAE エデュケーターからの本日の AAS 活動ボランティア・チームの紹介
- ハンドラーから教育支援犬の紹介
  ＊あいさつの後，グループに分かれる．グループに分けるのは幼稚園側の教職員が行い，各場所に誘導する．
  ＊ハンドラーと教育支援犬は，事前に指定されている場所に滑り止めマットを敷いてその上で待つ．
②ふれあいタイム（10 分）
- 各グループの担当教職員は，園児にマットを囲むように座らせて，マットの中には勝手に入らないように園児に伝える．アレルギーがある園児が教育支援犬にふれないように見守る．
- AAE エデュケーターは，各グループのハンドラーのお話を聞きながら，教育支援犬とふれあうように促す．その後上手くふれあいがなされているかを見回ってアドバイスする．
- ハンドラーは犬の紹介をしながら，さわり方を指導する．園児一人ずつマットの上にあげて，園児の手の匂いを教育支援犬に嗅がせたり，園児に教育支援犬を撫でてもらったりする．また，聴診器を用いて心音を聞かせてもよいし，脈がとれるところをさわらせて，「生きている」「いのち」を感じてもらう．
③ゲームタイム（8 分）
- 各グループの担当教職員は園児を 2 グループに分けて指定の場所に誘導し，一列に並ばせる．
- AAE エデュケーターはゲーム「トンネルを抜けろ」の説明をする．
- サポートスタッフは，トンネルを作る部分に滑り止めマットを敷く．
- 各グループの担当教職員は，園児に足を広げて教育支援犬が通るトンネルを作るように並ばせる．
- 練習タイム：上手く足トンネルを教育支援犬が通れるように園児は足幅や重なりなどを工夫するよう，ハンドラーはヒントを与えながら，教育支援犬を誘導していく．
- どちらのチームが，教育支援犬が上手にトンネルを通ることができるかを競争する．
＊アレルギーがある園児には応援してもらったり，どちらのチームが上手にできるかなどを予測してもらうなどして，寂しい思いがないように配慮する．
④まとめとあいさつ（5 分）
- 担任がふれあいやトンネルゲームの時間から園児がどのような感想を持ったかを聞いて活動のまとめを行う．
- AAE エデュケーターは活動中の教育支援犬の様子を説明し，身近な犬の気持ちを察してあげることが大切であることを伝える．
- 各ハンドラーと教育支援犬は，一列に並びあいさつをする．「さようなら」と園児にいってもらい，教育支援犬は手を振る代わりに片前足をあげる．

～動物介在教育・ボランティアの心得～

　○○○○幼稚園の園児たちが，私たちと教育支援犬の訪問を楽しみに待っています．教職員，AAS 活動ボランティア・チームが一丸となり，園児にとって楽しく意義ある活動にするために，様々な点に気を付けることが必要となります．安全な活動を行うために，そして活動目標の達成のために，下記注意事項をご理解いただき，厳守願います．

注意事項
- 守秘義務の遵守：活動に参加した児童に関する情報を外部に漏洩してはならない．写真やビデオなどの記録を無許可で撮影することをしない．駐車場を含めて，園内の中のどこにいても児童に関わる話をすることを慎むこと．
- その他：言葉遣いや態度など，外部者である立場をわきまえた行動をとること．
  終了後は，サポートする人を中心に簡単に掃除をしてください．忘れ物がないかを確認して，ハンドラーは速やかに教育支援犬を移動させること．

■図 9　オリエンテーションの配布資料のサンプル

1回限りの活動であったとしても，具体的な改善策を含めて，報告書という形で残す．継続するプログラムであれば，改善策を踏まえて次のプログラムを計画するようにする．

5 各種書類や案内などの作成

　　AASコーディネーターにどのような役割があり，その時々に必要な文書を作成することもその1つであることを述べてきた．ここでは，著者らが関わってきたAASのプログラムを実施する際に用いた書類を提示するが，提示した書類は当院オリジナルの書類であり，一般的なテンプレート，書類の雛形ではない．よって，提示された書類を参考にして，各自でオリジナルな書類を作成していくことになる．

1 AAS活動上で依頼者との間で交わす覚書

　覚書とは，AASの依頼者とAASの提供者の間で基本的な合意を得た内容の書類である（図10）．その覚書には，依頼を受けたときに合意した内容が明記され，特に目的，責任の所在，費用，実施日，そのほかに必要と思われる事項（宣伝や告知など）が記載される．

2 AASボランティアの人物証明

　AASの依頼者が，外部から人を受け入れ活動を安心安全に実施できるように，ボランティアの身体的状況を明記した書類である（図11）．具体的には，健康であり，感染症予防をしていることや犯罪歴がないことなどを明記したものになる．

3 AASの活動（AAA・AAE・AAT）に即した活動計画書の作成

　AASにおけるAAEおよびAATは，それぞれの専門家が教育目的，治療目的を設定し，その過程とゴールが明記される．AAEであれば学習指導案を作成し，AATであればリハビリテーション実施計画書を作成するなかで，教育支援犬やセラピードッグが関わる項目を作っていくようになるので，ここではその内容を扱わない．

　VNCAがAASコーディネーターとして関わる場面の多くはAAAである．特に専門家の指示やゴール設定，評価を必要としないが，活動計画書は必要となるので，AAAにおける活動計画書の作成について説明する（図12）．

　AAA活動計画書には以下のことを明記する．

①活動の日時
②活動場所
③活動に関わるメンバー：施設関係者（当日の担当者），AAS活動ボランティア・チーム（サポート役，ハンドラーとセラピードッグ）
④AAAの対象者：氏名（または呼び名）と身体的特徴
⑤タイムスケジュール
⑥準備物品
⑦注意事項

動物介在サービス実施同意書（例）

　《実施者名　　　　　》（以下甲という）と《依頼者名　　　　　》（以下乙という）は，動物介在サービスを実施するにあたり甲・乙の二者が共に協力し合うことをここに確認する．

第1条　目的
　動物介在サービスは，乙の施設利用者の QOL 向上，健康維持に寄与することを目的とする．

第2条　責任の所在
　動物介在サービスを実施中，乙の施設利用者に起こった事故については乙が責任を持ち，ボランティア及び参加動物に起こった事故については甲が責任を持つことにする．
　動物介在サービスの実施中に問題が発生した場合は，甲・乙が協議の上速やかに問題解決に当たる．

第3条　費用
　ボランティア及び参加動物の派遣にかかわる経費負担は甲が負担する．施設内での活動準備や公衆衛生対策などにかかわる経費負担は乙が負担する．その他に掛かる費用については，甲・乙が協議の上負担する．

第4条　宣伝・告知
　甲・乙は，動物介在サービスを実施するために入手した映像を含む個人情報は，学術目的，普及啓蒙目的以外に使用しない．
　宣伝・告知をする場合は，甲・乙がその内容を確認し，互いの同意を得て行う．宣伝・告知に利用する個人情報（映像を含む）は，甲・乙がその内容を確認し，互いの同意を得て利用する．

第5条　実施日
　実施日は，令和　　年　　月　　日（　）午後　　　時より　　時　　分
　ただし，準備・片付け等に要する時間を前後 30 分程度要するものとし，入室できるものとする．

　本同意を証するために本書2通を作成し，甲・乙が署名捺印の上各1通を保管する．

令和　　年　　月　　日

甲＿＿＿＿＿＿＿＿＿＿＿＿

乙＿＿＿＿＿＿＿＿＿＿＿＿

■図10　動物介在サービス実施同意書のサンプル

第4章　動物介在に関わる職種の役割 ■

第4章

動物介在に関わる職種の役割

動物介在サービス・ボランティア　プロフィール（例）

記入日　　　　年　　　　月　　　　日

（ふりがな）　　（　　　　　　　　　　） 氏名			
住所			
健康状態	良好　　特記事項（　　　　　　　　　　　　　　　）		
予防接種 （該当する箇所を囲む） 例；（あり）（不明）	麻疹	予防接種（　あり　　なし　）　不明 感染経験（　あり　　なし　）　不明	
	風疹（三日はしか）	予防接種（　あり　　なし　）　不明 感染経験（　あり　　なし　）　不明	
	水痘（水ぼうそう）	予防接種（　あり　　なし　）　不明 感染経験（　あり　　なし　）　不明	
	流行性耳下腺炎 （おたふくかぜ）	予防接種（　あり　　なし　）　不明 感染経験（　あり　　なし　）　不明	
	百日咳	予防接種（　あり　　なし　）　不明 感染経験（　あり　　なし　）　不明	
	インフルエンザ （季節性）	予防接種（　あり　　なし　）　不明 感染経験（　あり　　なし　）　不明	
	新型コロナウィルス	予防接種（　あり　　なし　）　不明 感染経験（　あり　　なし　）　不明	
犯罪歴 （道路交通法違反を除く）	□あり ☑なし		
ボランティアの経験	☑あり　　（　5　）年 □なし		
損害賠償保険の加入	（例）全国社会福祉協議会　ボランティア活動保険		
参加上の同意	☑私は，○○年○○月○○日に実施される動物介在 　サービスの目的及び事業内容に賛同し参加します． ☑活動上の守秘義務の遵守		
自筆サイン	○○○○○○○		

■図11　動物介在サービス・ボランティアプロフィールのサンプル

高齢者施設○○○○ホーム・動物訪問活動（AAA）活動計画書

作成者：AASコーディネーター　○○○○○（○○○動物病院）

活動日時：○○○○年○月○○日（○曜日）14：00～14：50
活動場所：施設内リハビリルーム（3階）エレベーター利用可能
施設参加人数：20名（内，車椅子使用者4名，歩行器2名）
施設関係者：介護職員3名，事務職員1名
司会進行役：○○○さん（AAS活動ボランティア・チームのサポーター）
AAS活動ボランティア・チーム：サポーター2名（○○さん，○○○○さん）
ハンドラー＆セラピードッグ：4組
○○○さん＆○○（アメリカン・コッカー），○○○さん＆○○○（ミニチュア・シュナウザー）
○○○さん＆○○（トイ・プードル），○○さん＆○○（フラットコーテッド・レトリバー）

時間	活動	備考
13：00	○○集合・出発	駐車場の都合で乗り合わせる
13：30	現地到着	現地での合流は時間厳守
13：30～14：00	打ち合わせと準備	施設側にあいさつ
14：00～14：10	開始：自己紹介タイム	
14：10～14：30	ふれあいタイム	おやつ・タオル・ひざかけの準備
14：30～14：45	ゲーム：コマンドゲーム	サイコロ・ボール・カゴ・フラフープの準備
14：50	終了：あいさつ	希望者とセラピードッグの撮影
14：50～15：00	片付け	掃除など

活動内容
［自己紹介］
①ハンドラーはセラピードッグの特徴を交えて自己紹介を行う．
②セラピードッグは得意技・トリックの披露
［ふれあいタイム］
①ハンドラー＆セラピードッグは，各参加者の所を回って会話をしながら，犬にふれてもらったり抱っこしたりと，ふれあってもらう．
②参加者の様子を見て，犬にごほうび（フード）を与えてもらう．
［ゲーム］
①セラピードッグが行う動作（お手，ボールキャッチ，ジャンプ）を，参加者がサイコロを投げて決める（自力でサイコロを投げられない参加者にはサポーターが投げる）．
②それぞれの動作をする犬を決める．
③お手：手が出せない参加者や車椅子使用の参加者の場合は，セラピードッグが参加者の膝の上に前足をのせるように誘導する．
④ボール：参加者が投げた（近くに落とした）ボールをセラピードッグが持ってきて，参加者に渡す（受け取れない参加者はサポーターが補助）．
⑤ジャンプ：フラフープの中をセラピードッグがジャンプする．

注意事項：守秘義務を遵守すること．参加対象の移動などは施設関係者の方が行うので，車椅子や歩行の移動を補助したりしないこと．エレベーターは他の施設関係者との乗り合わせは避けること．

準備する物
手指消毒剤，室内履き，名札，ひざかけタオル，すべり止めマット，サイコロ（大），ボール，カゴ，フラフープ，ごほうび用のフードとフードを入れる紙小皿，ペットシーツ，トイレットペーパー，ウエットティッシュ，ゴミ袋，消臭剤など．
＊ハンドラーは各自のセラピードッグに必要なものを用意する．
＊参加者の名札は施設側が準備する．

■図12　AAA活動計画書のサンプル

第4章　動物介在に関わる職種の役割

4 ●その他（ボランティア登録をしてもらうための申込書）

1）なぜ必要か？

　AAS の活動全体をサポートする人や愛犬を伴って活動してくれる人がいれば，そのような人たちに登録してもらうと活動のボランティア・ネットワークを構築することができる．

2）作成のポイント

　記入項目は AAS の活動に必要最低限の個人情報とする（**図13**）．また，人権に関わるような項目は回答を任意とする．申込みが自主性を尊重していること，プライバシーポリシーを付ける．

動物介在サービス・ボランティア登録申込書

○○○動物病院　院長　殿

　　　　　　　　　　　　　　　　　　　申込日：　　　年　　　月　　　日

私は，○○○動物病院が実施する動物介在サービス・ボランティアとして登録します．

（ふりがな）	
氏名	

生年月日	年　　　月　　　日 （　　　歳）	性別（任意） 女性　・　男性
住所	〒	
電話番号	□固定 □携帯	
メールアドレス	＠	
健康状態	□良好　　□持病あり（　　　　　　　　　　　　　　）	
犯罪歴 （任意）	薬物犯罪　□なし　　□あり 性犯罪　　□なし　　□あり 児童虐待　□なし　　□あり 暴行罪　　□なし　　□あり	
参加希望区分	□愛犬とともにハンドラーとして参加する □活動をサポートするサポーターとして参加する	
ボランティアの経験	□ある　　□ない ＊ボランティア経験がある方は，以下にいつ頃のことで 　どのようなことをしたかを書いて下さい．	
損害賠償保険の加入の有無	□未加入 □加入している　（　　　　　　　　　　　　　　） ＊（　　　）内に加入している保険名を記入	

※個人情報保護法に基づき本人の承諾なしに個人情報を第三者に提供することは致しません．

■**図13　動物介在サービス・ボランティア登録申込書のサンプル**

引用・参考文献

1）藤村響男ほか編：愛玩動物看護師必携テキスト，Gakken，2023
2）緑書房編集部編：愛玩動物看護師の教科書，第6巻，緑書房，2022

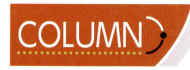 愛玩動物看護師の仕事について

1 ● 愛玩動物看護師法の背景

令和4年5月1日に愛玩動物看護師法が施行され，令和5年2月に第1回の愛玩動物看護師国家試験が実施された．2024年5月現在，約23,000名以上の愛玩動物看護師が誕生している．

この法律成立の背景には，獣医療の高度化・多様化により診療現場でのチーム医療に愛玩動物看護師が果たす役割が大きく，愛玩動物の看護の資質向上への期待，飼い主への適正飼養普及を担い，その他多くの場で愛玩動物看護師が活躍することへの期待がある．

2 ● 病院での愛玩動物看護師の仕事

病院での愛玩動物看護師の仕事は，マイクロチップ挿入，採血や投薬，カテーテルによる採尿などであり，愛玩動物看護師は，獣医師の指示のもと，愛玩動物に対する診療の一環として行われる衛生上の危害を生ずるおそれが少ないと認められる行為を行うことができる．

この「診療の補助」を行うことができるのは，獣医師以外では愛玩動物看護師の有資格者のみ（業務独占）となる．

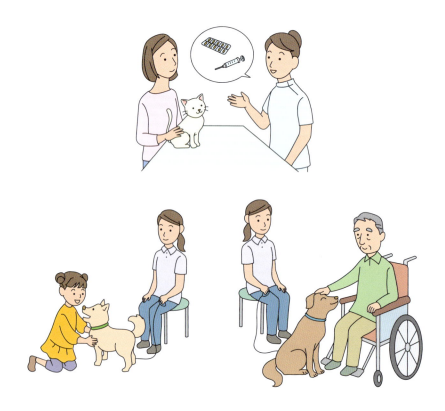

3 病院以外の愛玩動物看護師の仕事

　動物病院で働くイメージが強い愛玩動物看護師だが，動物病院での診療の補助や愛玩動物の看護以外にも，愛玩動物の愛護・適正飼養に関わる助言その他の支援を行う．その他の支援のなかには，動物介在教育（AAE：Animal Assisted Education）および動物介在活動（AAA：Animal Assisted Activity）への支援が含まれる．

　AAE や AAA は活動参加者に対して目標を設定し，計画を立てて行われる活動である．AAEやAAA，その他の動物介在諸活動にはさまざまな人と動物がチームを組んで活動を行う．これらの活動は，人の福祉が守られなければならないだけでなく，動物の福祉も守られていなければならない．そこで，動物の専門家が必要になる．

　動物の専門家とは獣医師や愛玩動物看護師のことで，動物の行動学や感染症学に精通し，AAEやAAAの活動時に動物のサポートを行う．また，活動に参加する動物が日頃から適正に飼育されているか，適切な栄養が摂取できているか，基本的なしつけやワクチン等の予防接種や健康チェックがなされているかなど，活動以外の生活に関する助言を行う（図1）．

　愛玩動物看護師の業務は，AAEやAAAに活かせる部分が多いため，活動に参加するすべての人が安全に安心して活動できるように，また動物が安全に楽しく活動できるように，動物介在の活動に積極的に参加することが望まれる．

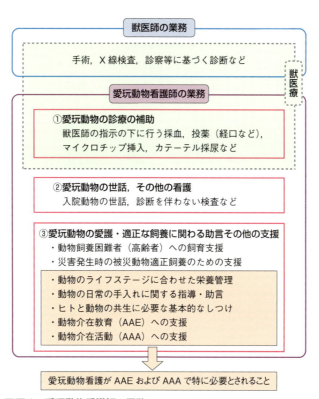

■図1　愛玩動物看護師の業務
（環境省・農林水産省：新しい国家資格『愛玩動物看護師』ができました！をもとに作成．
https://www.env.go.jp/nature/dobutsu/aigo/2_data/pamph/r0309b/full.pdf より
2024年6月18日検索）

第4章 動物介在に関わる職種の役割

2 獣医師の役割

本節のポイント

●動物介在介入（AAI）・動物介在サービス（AAS）は，ワンヘルス・ワンメディスンの理念を代表する領域である．

●人獣共通感染症の存在を念頭に動物介在介入（AAI）・動物介在サービス（AAS）を計画・実行することが重要である．

●介在動物が長く活躍できるように，健康的な飼育と予防接種などの一次予防を指導し，定期検査などで二次予防（疾病の早期発見・早期治療）につなげる．

●動物のさまざまな状態を把握するため，活動や環境など動物を取り巻く状況にも応じた健康検査と評価を行う．

●介在動物の定期検診と活動前後検査を行うとともに，ワクチン接種などを含めた感染症予防に関わる健康証明書を発行し，いつでも開示できるようにする．

1 はじめに

本節では，人と動物をつなぐ動物介在介入（AAI：Animal Assisted Interventions）や動物介在サービス（AAS：Animal Assisted Services）に必要な動物衛生学・公衆衛生学的な視点と，介在動物の健康管理や衛生管理の基本，獣医師が発行する証明書類について解説する．

2 ワンヘルス・ワンメディスン

「ワンメディスン」は，1960年代に米国の獣医師であるカルビン・シュワーベ博士が唱えた理念で，「医学も獣医学もともに医学であり，共通していて境界線は存在しておらず，すなわち1つのバイオメディカル・サイエンス（生物医科学）である」というものである．

2004年に新たに「ワンワールド・ワンヘルス（1つの世界，1つの健康）」という理念が生まれ，国際的な活動が進んでいるが，その過程で再び「ワンメディスン」が注目されている．

人と動物の健康は1つであり，同じ医療であるとする「ワンヘルス・ワンメディスン」を追求することで，人と動物の双方の生活の質（QOL：quality of life）が高まり，社会的に発展・充実していくものとされている．

ワンヘルス・ワンメディスンは，医学と獣医学の特定領域に限定せずに幅広く当てはめていくべきものだが，動物を動物介在サービスに導入する動物介在介入や動物介在教育・医療こそ，この理念を代表する領域といえる．

第4章 動物介在に関わる職種の役割

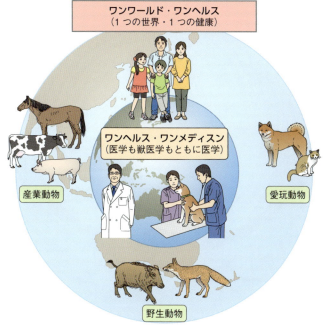

■図1　ワンヘルス・メディスンの考え方

3　人獣共通感染症

　人獣共通感染症（zoonosis，ズーノーシス）とは，「自然な状態で人とそれ以外の脊椎動物の間で伝播する疾病あるいは感染症」と定義される[1]．脊椎動物以外の動物も対象に含めて理解する考え方もあり，たとえば，ダニや蚊やノミなどが人に病原体を運んでくる感染症もあるためである（図2）．

　また，人の感染症のうち約6割が人獣共通感染症状であるとの推定がある[2]（図3）．したがって，動物と人が触れるにあたっては人獣共通感染症の知識と予防対策を知っておく必要がある．

　人獣共通感染症を「動物由来感染症」と呼ぶことがあるが，病原体が人から動物に伝播することも多いため[3]，人と動物の両方の健康を考える立場からすれば「人獣共通感染症」や「人と動物の共通感染症」との呼び方がよいだろう．

　病原体には，微生物（ウイルス，細菌，真菌など）や寄生虫（原虫，内部および外部寄生虫）などさまざまある（表1）[4]．そのため，それぞれの病原体に効果のある対策が必要である．

　人獣共通感染症に対して特に注意したいのは，①動物が病原体を保有している率が高い，②動物に病気を起こさない・起こしにくいものがある，③健康な人では病気を起こさない・重症化しないものがある，④身近によくみられる行為で感染することである．「症状がない＝感染症はない」とは限らない．

　動物介在活動を受ける人に人獣共通感染症が発生してしまったときの社会的・医学的な影響は大きく，絶対に阻止しなければならない．人と動物の状態を見定めながら，人獣共通感染症の存在を常に頭において動物介在諸活動を計画・実行していくことが必要である．

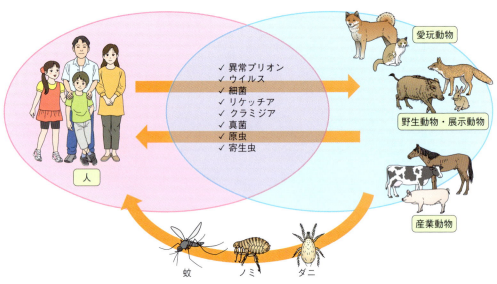

■図2　人獣共通感染症の原因と関係する動物たち

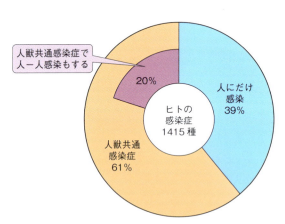

313属868種／472属1415種

■図3　人獣共通感染症はどれぐらい存在するか？

(Taylor LH et al：Risk factors for human diseases emergence. Philos Trans R Soc Lond B Biol Sci 356(1411)：983-989, 2001 をもとに作成)

第4章 動物介在に関わる職種の役割

■表1 日本で注意すべき犬・猫・小鳥が関わる主な人獣共通感染症

疾病名	関係する動物	動物の主な症状	感染経路
狂犬病	犬，猫，その他	狂躁または麻痺，衰弱して死亡	咬み傷，接触（舐められるなど）
オウム病	小鳥	下痢，元気消失	吸入（糞中の病原体）
レプトスピラ症	犬，その他	腎炎	接触（尿）
パスツレラ症	犬，猫	多くは無症状	咬み傷，ひっかき傷
猫ひっかき病	猫	多くは無症状	咬み傷，ひっかき傷
カプノサイトファーガ・カニモルサス感染症	犬，猫	多くは無症状	咬み傷，ひっかき傷
コリネバクテリウム・ウルセランス感染症	犬，猫，その他	くしゃみ，鼻水，目やに，皮膚の化膿	感染動物との接触，飛沫
犬ブルセラ症	犬	精巣炎，死・流産	接触（流産時の汚物，尿など）
リステリア症	犬，猫，その他	脳炎，敗血症	接触・経口（糞口感染など）
サルモネラ症	犬，猫，小鳥，その他	多くは無症状	接触・経口（糞口感染など）
カンピロバクター症	犬，猫，小鳥	多くは無症状	接触・経口（糞口感染など）
エルシニア・エンテロコリティカ感染症	犬，猫，その他	多くは無症状	接触・経口（糞口感染など）
仮性結核	犬，猫，その他	多くは無症状	接触・経口（糞口感染など）
皮膚糸状菌症	犬，猫	脱毛，フケ	濃厚な接触
トキソプラズマ症	猫，その他	猫：肺炎，脳炎	接触・経口（糞口感染など）
回虫幼虫移行症	犬，猫	食欲不振，下痢，嘔吐	接触・経口（糞口感染など）
疥癬	犬，猫	強い痒み，脱毛	濃厚な接触
細菌性赤痢	その他	発熱，下痢，急性大腸炎	接触・経口（糞口感染など）
Q熱	犬，猫，その他	多くは無症状	吸入（尿，糞，胎盤などの中の病原体）
エキノコックス症	犬，その他	多くは無症状	接触・経口（糞口感染など）
高病原性鳥インフルエンザ	小鳥，その他	突然の死亡，元気消失，下痢	接触・経口（糞口感染など）
重症熱性血小板減少症候群（SFTS）	犬，猫，その他	発熱，食欲不振	接触，媒介生物（ダニ）に咬まれる

その他：犬，猫，小鳥以外の動物
（東京都保健医療局東京都動物愛護相談センター：人と動物との共通感染症一覧を参考に作成．
https://www.hokeniryo.metro.tokyo.lg.jp/douso/kansen/kan_list/index.html より 2024 年 7 月 10 日検索）

139

4 疾病予防とワクチン接種

1 ● 疾病予防

　人でも動物でも病気になると苦痛を感じ，生活に支障をきたすまで悪化する場合もある．予防とは病気による苦痛からの解放であって，予防の捉え方には，①病気にならないようにする，②病気をいち早く見つけて治療につなげる，③少しでも早く健康な状態に戻る，の3つがある．これらを体系的にまとめ，病気を未然に防ぐ医学を「予防医学」といい，一次予防から三次予防まで分けて理解される（**表2**）．

　大切なことは，健康的な飼育や予防接種などを指導することで介在動物が疾病にかかる可能性を減らしながら，詳しい定期検査などの二次予防を提案し，疾病の早期発見・早期治療につなげやすくすることである．

2 ● 感染症対策とワクチン接種

　感染症は，感染源，感染経路，宿主の3つの要因が揃ってはじめて成立する．つまり，要因を1つでも取り除ければ感染症は成立しないし拡がらない．また，「感染成立の連鎖」（**図4**）を断ち切る考え方は，感染症対策の基本である．

1）感染症対策

a．微生物の存在や体液等の対策（感染源対策）

　口腔内ケア（歯石除去など），唾液や目やになど分泌物の適切な処置，糞尿の速やかな処分，定期的な爪切り，傷口の適切な処置，傷がある動物を活動に参加させない，感染した動物・皮膚病のある動物の隔離，飼育環境の清掃・清拭など．

■表2　予防医学の一次予防から三次予防まで

予防	目的	説明	例
一次予防	• 健康増進 • 疾病予防 • 特殊予防	疾病の発生を予防すること，健康を損なわないようにすること．危害因子が判明している場合には，それを減弱・取り除くこと．	生活習慣の改善，生活環境の改善，健康教育による健康増進を図り，予防接種による疾病の発生予防，事故防止による傷害の発生を予防すること． ■適切な衣食住の提供 ■休養，レクリエーション，健康増進，生活環境の改善 ■感染症対策，生活習慣病対策など
二次予防	• 早期発見 • 早期措置 • 適切な医療と合併症対策	早期治療やスクリーニングなどによる早期発見により有病期間を短縮させること．	発生した疾病や障害を検診などにより早期に発見し，早期に治療や保健指導などの対策を行い，疾病や障害の重症化を予防すること． ■がん，結核，性行為感染症などの早期発見・治療 ■疾患の進行を遅らせる ■合併症を予防する ■後遺症を軽減する
三次予防	• 再発予防 • リハビリテーション	治療した個体の再発防止，あるいは治癒の困難な個体の症状軽減やリハビリテーションを行うこと．	治療の過程において保健指導やリハビリテーション等による機能回復を図るなど，社会復帰を支援し，再発を予防すること． ■後遺症の予防 ■社会復帰対策の遂行 ■再発防止策の実施

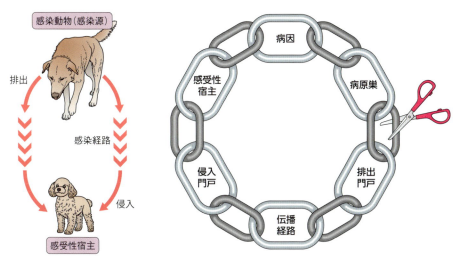

■図4 「感染成立の連鎖」と感染症対策の考え方
排出門戸 ：感染性因子が宿主から出るときに通る身体部位．通常は，病因が存在する身体部位を指す．
侵入門戸 ：感染性因子が宿主の組織に侵入するために通過する身体部位．特定の病原因子にとって排出門戸と侵入門戸は同じになることが多い（たとえば，結核にとって気道は排出門戸でもあり侵入門戸でもある）．
感染経路 ：感染性因子が排出門戸を出てから侵入門戸にたどり着くための手段．伝播経路とも呼ぶ．いくつかの種類がある．
感受性宿主：感染や発病を防ぐ力のないヒトや動物．遺伝的要因，特異的免疫，非特異的免疫などに左右される．

b．動物と人の接触についての対策（感染経路対策）

感染経路は直接伝播と間接伝播に大別され（表3），病原体ごとに特有の経路がある．

しつけ（咬まない・引っ掻かない・舐めないなど），被毛対策（ブラッシングなどの日常的ケア・脱毛対策，介在活動時のマナーコート着用など），体表・足裏の清拭，動物に使用する器具・道具の洗浄・清拭・消毒，動物の食事や飲水の場所やタイミングの制限，移動・滞在した箇所の清掃，ノミ対策（ノミ取り薬等の使用），忌避剤の使用（ダニ対策など）など．

c．動物における感染予防（宿主対策）

ワクチン接種，フィラリア予防薬の使用，内部寄生虫駆除剤の使用，しつけ（その他）など．

*

感染成立の連鎖を連想しながら，環境を整備し，人と動物の接触を制御または制限し，消毒薬を効果的に使用し，消毒や滅菌した道具を使用するように指導する．

■表3　感染経路の種類と代表的な感染症

伝播経路		具体例	代表的な感染症例
直接伝播		創傷（咬傷・掻傷） 舐められる 分泌・排泄物 咳・くしゃみ	猫ひっかき病，パスツレラ症，カプノサイトファーガ症，狂犬病，各種細菌性疾病，皮膚真菌症，疥癬　など
間接伝播	環境媒介	土壌汚染，水系汚染	破傷風，炭そ レジオネラ症
	媒介生物	吸血昆虫類，貝類	猫ひっかき病，SFTS，発疹チフス，ツツガムシ病，流行性脳炎，
	媒介物	汚染された器具・食器・衣類・履き物・車両など	各種細菌・ウイルス感染症，真菌症，寄生虫病多数
	動物性食品	肉，魚肉	ウイルス肝炎，ウイルス性腸炎，各種食中毒，各種寄生虫病

SFTS：重症熱性血小板減少症候群

2）ワクチン接種

a．ワクチンの種類

　ワクチン接種は宿主対策の1つである．ワクチンには，感染するが発病しないレベルまで微生物を弱毒化した生ワクチンと，微生物を不活化したり微生物の成分を主成分とした不活化ワクチンがあり[5]，それらをあらかじめ動物に接種することで微生物に対する抵抗力を高めておくことをワクチネーションという．日本で承認されている犬や猫のワクチンを**表4**にまとめた．

　そのうち，すべての犬・猫が接種すべきワクチンをコアワクチンと呼び（**表5**），その他をノンコアワクチンと呼ぶ．

　通常，生後8〜9週齢以上の犬・猫にコアワクチンを接種し，2〜4週間隔で2回目を接種し，1年後に再接種，その後は3年ごと，または抗体検査の結果を見ながら追加接種する．ノンコアワクチンは，飼育環境や地域の感染症発生状況などを考慮して選択して接種する．

　狂犬病ワクチンの場合，犬を取得した日（生後90日以内の犬を取得した場合は，生後90日を経過した日）から30日以内に接種し，以後は毎年1回追加接種することが狂犬病予防法で定められている．

b．副反応

　ワクチンを接種した後に発現する期待される効果とは別の反応を副反応（副作用）といい（**表6**），その発現率は犬では10万頭あたり1.27頭，猫では10万頭あたり1.57頭と報告されている[6]．副反応はワクチン接種後30分ぐらいで最も多く発現し，おおむね3日以内に発生する．

　したがって，ワクチン接種から数日は動物の様子に注視し，異常がみられたらすぐに獣医師に連絡するように指導する．なお，猫にみられる副反応の1つにワクチン接種部位の肉腫があり，接種後8か月経って確認された例がある．

　ワクチン接種によって動物の血液や体液の中に抗体が産生され，その効果によって症状が引き起こされず，あるいは症状が軽くて済む．ただし，抗体の量は時間が経過するにつれて減少し，一定量の抗体を下回ると予防効果が十分に発揮されない．したがって，定期的または血液中の抗体量を検査してからワクチンを追加接種する必要がある．

第4章 動物介在に関わる職種の役割

第4章 動物介在に関わる職種の役割

■表4 日本国内で製造販売承認されている犬・猫用ワクチンの種類

犬用	猫用
狂犬病（不） P（生） DA2PPi（生）混合 DA2PPi（生）・L（不）混合 DA2PPi（生）・C（不）混合 DA2PPi（生）・CL（不）混合 DP（生）混合 L（不） A2PiBr（不）混合	RCP（生）混合 RP（生）・C（不）混合 RCP（不）混合 RCPFeLVChl（不）混合 組換えFeLV（生） FeLV（不） FIV（不）

生：生ワクチン，不：不活化ワクチン
【犬用】P：犬パルボウイルス感染症ワクチン，D：ジステンパーワクチン，A2：犬アデノウイルス2型感染症ワクチン，Pi：犬パラインフルエンザワクチン，L：犬レプトスピラ症ワクチン，C：犬コロナウイルス感染症ワクチン，Br：犬ボルデテラ症ワクチン
【猫用】R：猫ウイルス性鼻気管炎ワクチン，C：猫カリシウイルス感染症ワクチン，P：汎白血球減少症ワクチン，Chl：猫クラミジアワクチン，FeLV：猫白血病ウイルス感染症ワクチン，FIV：猫免疫不全ウイルス感染症ワクチン

■表5 犬・猫のコアワクチン

犬	猫
犬パルボウイルス感染症生ワクチン 犬ジステンパー生ワクチン 犬アデノウイルス2型感染症ワクチン 狂犬病不活化ワクチン	汎白血球減少症生ワクチン 猫ウイルス性鼻気管炎生ワクチン 猫カリシウイルス感染症生ワクチン 狂犬病不活化ワクチン

■表6 ワクチン接種後に起こりうる副反応

反応	症状など
一過性の副反応	疼痛，元気・食欲の不振，下痢または嘔吐など
過敏体質のもの：アレルギー反応	顔面浮腫，瘙痒，蕁麻疹など
過敏体質のもの：アナフィラキシー反応	ショック（虚脱，貧血，血圧低下，呼吸促拍，呼吸困難，体温低下，流涎，ふるえ，けいれん，尿失禁など）
その他	猫におけるワクチン接種部位の肉腫

c．狂犬病ワクチンの接種について

狂犬病ワクチンの接種は，狂犬病予防法[7]によりすべての飼育犬に義務づけられている．

1957（昭和32）年の猫での発生を最後に狂犬病の国内発生はないが，世界では年間5万人以上もの人が狂犬病で死亡しており，人の被害が多いアジア地域における主な感染源は犬である．いつ国内に侵入するかわからない狂犬病に対してワクチン接種は強力な予防策であり，致死率がほぼ100％の狂犬病から人と動物を守るすべである．

狂犬病ワクチンも，体内につくられる抗体量は徐々に減少するため，抗体を一定レベルで維持するためにも，法に従って1年に1回の追加接種を行う．

143

■3 ●感染症対策を考える[8]

感染症成立の3要因のうち1つでも取り除けば，あるいは感染成立の連鎖を断ち切れれば感染症は発生しないし伝播しないと説明した．しかし，実際には1つの要因だけ排除したり，1か所だけ断ち切るのではなく，実行可能な対策を複数重ねて実施する．

参考までに，感染動物を感染源と見なした場合に，いくつかの感染経路パターンをもとに感染症対策の考え方の例を図5に示した．

●5 健康管理・健康検査

介在活動を実際に行う動物は「健康である」が大前提であって，異常がみられる・疑われる動物が介在活動に参加することがあってはならない．それは人と動物を守るとともに，動物介在活動を継続するためにも必要である．

一方，動物のさまざまな状態や，一様ではない動物を取り巻く状況に応じて，動物の健康を評価しなければならない．基本的な健康管理・健康検査の項目を表7に示す．

動物の飼育者または管理者から，動物の性格，食事（量と時間），排便排尿（頻度や量），運動（量・時間），歩行，睡眠時間，好きなこと・嫌いなこと，同居または接触する動物などについての情報を聴取することは基本事項である．飼育者等が認識している動物の日常の状態を知ることで，異常な行動（行動指標）またはその可能性の有無を推察できる．行動指標は疾病の種類によってもさまざまだが，獣医師にとって健康検査の種類を決め，最終判断するにあたって重要な情報になる．

獣医師は，検査を行う動物に対して，視診，触診，聴診，検温などの身体検査を行い，動物の飼育者等から得た情報なども勘案して異常がないことを確認する．必要に応じて，心電図，心音図，聴力，視力，歩様，関節可動域検査，神経学的検査などの生理学的検査も考慮するが，人の動きと併せて行動する介在動物においては心肺機能や歩行・関節の動きの評価は重要であり，たとえば，跛行（何らかの障害により，正常な歩行ができない状態）がないことなどを確認する．

また，何らかの異常が疑われる場合に行われる一般的な検体検査として血液・生化学検査があり，その結果からも異常がないことを確認する．

動物が感染症に罹患しているかを検査することも重要である．特に，症状はみられなくとも病原体を保有している場合があり，内部寄生虫の検査（虫卵検査），現在または過去に感染したかを判断する血清抗体検査などを実施する．

■表7 **動物介在介入における獣医師による健康管理・健康検査**

健康管理	・ワクチン接種 ・フィラリアの予防（犬の場合） ・ノミ・ダニの予防 ・内部寄生虫の予防
健康検査	・外見的検査（歩行・関節の動き，皮膚および被毛の状態，目・耳・口腔内および歯・肛門の状態） ・皮膚真菌症の有無 ・外部寄生虫の有無（ノミ，ダニ，シラミ） ・糞便検査（寄生虫卵，エキノコックス抗原，カンピロバクター属菌，エルシニア属菌，サルモネラ属菌） ・血清抗体検査（レプトスピラ属菌，Q熱，ブルセラ属菌） ・口腔内・趾間菌分離（パスツレラ属菌，ブドウ球菌）

第4章 動物介在に関わる職種の役割

A) 感染動物＝感染源とみなした対策

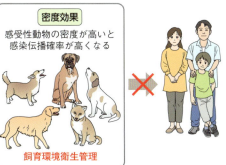

- 主に接触感染
- 多くの細菌感染症（耐性菌を含む），注意したいパルボウイルス感染症，ケンネルコフ，皮膚真菌症，パスツレラ症，外部寄生虫感染症
- 環境衛生，感染経路対策，ワクチン（ある場合），標準予防策の徹底 ほか

B) 咬まれた・引掻かれた！の対策

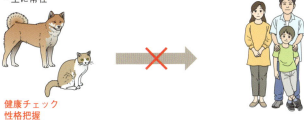

- 咬傷・掻傷感染
- 猫ひっかき病，パスツレラ症菌，カプノサイトファーガ感染症，黄色ブドウ球菌感染症，連鎖球菌症，コリネバクテリウム感染症，*Eikenella corrodens* 感染症，破傷風，狂犬病
- 体表・被毛・爪・口腔内の衛生管理，しつけ，ワクチン

C) 排泄・分泌物由来感染症対策

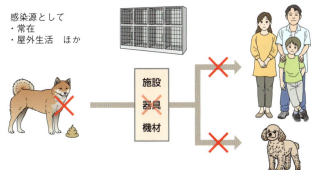

- 排泄物・分泌物で汚染されたものによる間接接触感染
- 糞便：非特異的細菌性疾病，内部寄生虫症，下痢性病原体感染症 など
  尿：レプトスピラ症
- 感染源対策：医薬品等投薬
  環境：環境衛生管理，適切な糞尿の廃棄物処理，標準予防策の徹底

D) 吸血昆虫媒介性の感染症対策

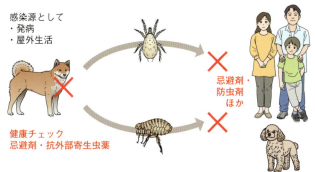

- 吸血昆虫を介した経皮感染
- ダニ：重症熱性血小板減少症候群（SFTS），ダニ媒介性脳炎，ツツガムシ病，日本紅斑熱
  蚊：日本脳炎，流行性脳炎，フィラリア症
  ノミ：猫ひっかき病
- 忌避剤，抗寄生虫薬，抗外部寄生虫薬 ほか

■図5 感染症対策の考え方

6 証明書の発行

動物介在活動・教育・療法において選抜された動物が心身ともに「健康」であることを第三者にいつでも説明できるようにしておくことが望ましく，証明書を発行することが重要である．ただし，「健康」を証明するのは難しく，現実的には「異常は認められない」ことを検査で証明する．

証明書の様式は動物病院あるいは獣医師によってさまざまで，統一されたものはないが，検査または診断の証明書として一般的に必要な情報（個体識別，健康か否かの総合判定，証明内容，接種ワクチン，検査実施者および実施日，証明書発行者および発行日など）に加え，動物介在サービスのなかで人と接触する介在動物でもあることを念頭に置いて検査証明の内容を決定することが重要である（図6）．

また，健康診断の結果証明とは分けてワクチン接種証明書を発行することも有効である（図7）．飼育者または管理者と相談のうえ，定期的な検査を行って証明書を発行し，介在活動の前と後に検査（活動前後検査）を行って結果を記録・保管し，いずれも飼育者または管理者が第三者に提示できるようにしておくことが重要である．

引用・参考文献

1）World Health Organization：Zoonosis：Second report of the Joint WHO/FAO Expert Committee，1959
2）Taylor LH et al：Risk factors for human diseases emergence. Philos Trans R Soc Lond B Biol Sci 356(1411)：983-989, 2001
3）Tan CCS et al：The evolutionary drivers and correlates of viral host jumps. Nature Ecology and Evolution 8(5)：960-971, 2024
4）東京都福祉保健局 東京都動物愛護相談センター：人と動物との共通感染症一覧
https://www.hokeniryo.metro.tokyo.lg.jp/douso/kansen/kan_list/index.html より 2024 年 7 月 10 日検索
5）動物用ワクチン・バイオ医薬品研究会編：動物用ワクチン－その理論と実際－，文英堂出版，2011
6）平山紀夫ほか：日本における犬及び猫用ワクチンの副作用の発現状況調査．日仏獣医学雑誌 34(2)：14-24，2022
7）狂犬病予防法（昭和 25 年法律第 247 号），平成 28 年 4 月 1 日施行（平成 26 年法律第 69 号による改正）
https://elaws.e-gov.go.jp/document?lawid=325AC1000000247 より 2024 年 7 月 10 日検索
8）青木博史：動物介在諸活動における動物衛生管理の考え方．J Anim Edu Ther 10：30-36, 2019

第4章　動物介在に関わる職種の役割

健康診断証明書

検査した動物　：　　　　　　　　　　　（性別：　　　　，　種：　　　　　　）
　　　　　　　　　　　　　　　　　　　（号名　　　　；マイクロチップ番号　　　　　　）

飼育者・管理者：

検査の結果　　：異常は認められない

留意すべき事項：

　　　　　　　各種検査の結果，以上を証明します．

　　　　　　　　　　　　証明書発行年月日：

　　　　　　　　　　　　獣医師氏名　　　　：

　　　　　　　　　　　　動物病院等の名称：

　　　　　　　　　　　　所在地　　　　　　：

　　　　　　　　　　　　電話番号　　　　　：

チェック項目		異常	
		有	無
問診	飼育方法，食欲，排便排尿，睡眠時間，運動，同居動物等の状態		
行動・運動	常同行動等の異常，歩様，関節可動域，神経反射		
身体の確認	全身状態，被毛の状態，皮膚の状態，BCS（　　　）		
	眼周囲		
	口周囲，口腔内		
	四肢（肉球の状態，爪の状態，ケガの有無）		
	泌尿器周囲		
	生殖器周囲		
その他の実施した検査	血液検査，寄生虫卵検査，生理学的検査（　　　　　）＊結果等は別に添付		

■図6　健康診断証明書の例

ワクチン接種証明書

動物　　　　　　:

（号名　　　　　:マイクロチップ番号　　　　　　　　）

飼育者・管理者:

（住所または所属　　　　　　　　　　　　　　　　　）

接種前検査　　:異常は認められない

<u>狂犬病予防接種年月日</u>

□右記のとおり　　　　　　　　年　　　月　　　日（製品名及び製造会社　　　　　　　）
□別添済証のとおり　　　　　　年　　　月　　　日（製品名及び製造会社　　　　　　　）
□実施していない　　　　　　　年　　　月　　　日（製品名及び製造会社　　　　　　　）

<u>その他の予防接種年月日</u>

□右記のとおり　　　　　　　　年　　　月　　　日（製品名及び製造会社　　　　　　　）
　　（犬用：D　A2　P　Pi　L　C）（猫用：FPL　FVR　FCI　FeLV　Chl　FIP　FIV）
□別添済証のとおり　　　　　　年　　　月　　　日（製品名及び製造会社　　　　　　　）
　　（犬用：D　A2　P　Pi　L　C）（猫用：FPL　FVR　FCI　FeLV　Chl　FIP　FIV）
□実施していない　　　　　　　年　　　月　　　日（製品名及び製造会社　　　　　　　）
　　（犬用：D　A2　P　Pi　L　C）（猫用：FPL　FVR　FCI　FeLV　Chl　FIP　FIV）

以上のワクチンを接種したことを証明します．

証明書発行年月日:

獣医師氏名　　　:

動物病院等の名称:

所在地　　　　　:

電話番号　　　　:

■図7　ワクチン接種証明書の例

第4章 動物介在に関わる職種の役割

3 介在動物評価者の役割

> **本節のポイント**
> - 動物介在サービス（AAS）で効果的なプログラムを実現するために必要なことを理解する．
> - プログラムの実現のために必要な動物の評価を理解する．
> - 動物選択のための評価者の役割を理解する．

1 はじめに

　動物介在サービス（AAS：Animal Assisted Services）は，多岐にわたる分野で人間を支援することが可能であるが，効果的なプログラムを実現するためには，携わる関係者全員の協力と理解が不可欠である．

　その協力チームの重要な一員である動物たちは，プログラムの目的に合致し，安全で安心できる存在でなければならない．適切な動物の選択は，動物の身体的，内面的な適性を考慮し，安全にその動物と作業できるかを評価する必要がある．

　本節では，動物介在介入に適した動物を選ぶための評価者としての役割に焦点を当てている．とりわけ，犬や猫の選択について，著者が評価者を務める PADA（Personality Assessment for Domesticated Animals：家畜動物の性格評価）（図1）と一宮 AAE ドッグスクラブの適性試験を例として紹介する．

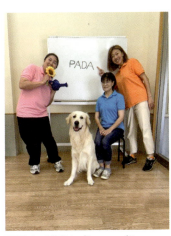

■図1　PADA（Personality Assessment of Animals Team）in Japan

2 『AAI に係る動物の福祉のガイドライン』（IAHAIO 白書）

　2014年に発表（2018年改訂）された IAHAIO 白書『AAI に係る動物の福祉のガイドライン』の中で（AAI：Animal Assisted Interventions，動物介在介入），「適切な性質をもち適切なトレーニングを受けた動物のみが AAI に選ばれるべきである．適正な性質を保持していることを保証するために，定期的な評価を行うべきである」と記述されている．

　評価者には，その動物が活動に適した性格で，なおかつ現場で安全に活動できるようトレーニングされているか，という点を評価する役割がある．

　同白書の動物の福祉の項，冒頭に「AAI は，心身共に健康で，このような活動を楽しむことができる動物によってのみ活動を行う」とある．その動物が，身体的，精神的に健康であること，そして活動内容に耐えられるかどうかではなく，楽しめる性格かどうか，を評価することが活動に参加する動物の福祉を守るうえで重要である．

149

3 介在動物の選定プロセスと課題

AASを行う多くの団体は，独自の選択プロセスに従って介在動物を選定している．しかし，その多くは動物個体がもつ内面的な適性を評価するのではなく，ハンドラーの指示に対する的確な反応，服従性に評価の焦点が置かれている．結果，単にハンドラーの制御がきく動物が選ばれる傾向があるように見受けられる．

威圧や強制を使ってトレーニングされている犬を見せられることは，対象者に不安や恐怖感，悲しみの感情等，ネガティブな影響を与える可能性がある．

第4章5節でも説明されているように，犬にとって望ましい結果を伴うトレーニング法が採用される．しかし，フード報酬を過度に使用したトレーニングは，フードがないと対象者に無関心な態度を示す「フードの切れ目が縁の切れ目」といった現象を生じさせることがある．

また，リードに頼ったトレーニングでは，リードがあるときにのみ望まれた行動をする「リードの切れ目が縁の切れ目」の問題も生じることがある．

そのため，犬が現場で遭遇する環境や活動を自然に楽しめるかどうかを，ハンドラー，リード，フードといった環境に影響されない状況で観察し，評価することが重要である．

4 活動に適した性格の評価

一般的に，気質（temperament）は主に遺伝的な要素によって形成され，個体が生まれつきもっている特性や傾向は，その遺伝子や遺伝的背景に影響される．

一方，性格（personality）は遺伝的要素と環境要因の両方から形成され，個体が生まれつきもっている傾向を示すが，環境要因（たとえば，経験や教育，社会的な影響など）も性格の発達に影響を与える．

つまり，性格は個体の経験や環境によって形成される特性であり，遺伝的な要素と環境要因の相互作用によって発達する．よって，本項では性格（personality）と統一して記述する．

1 ● PADA（Personality Assessment for Domesticated Animals, 家畜動物の性格評価）

PADAは，動物行動学者をはじめとする専門家チームによって開発された科学に基づく性格スクリーニングテストであり，ICofA（International Center of Anthrozoology：https://www.icofa-community.com）によって運営されるAAS現場で働く動物を対象とした認定システムである．またブリーディングにおいては，繁殖を計画している犬の性格評価に有用とされている．

PADAの試験項目は，一般的に採用されている5因子モデルに基づいて構築されている（表1）．このモデルは人間の性格を外向性，調和性，誠実性，神経症傾向，開放性の5つの特性に分類する性格の理論である．

第4章　動物介在に関わる職種の役割

■表1　5因子モデルに基づく PADA の試験項目

外向性 (extraversion)	社交性，活動性，エネルギッシュさなど
調和性 (agreeableness)	協調性，親しみやすさ，寛容さなど
誠実性 (conscientiousness)	責任感，自己管理，粘り強さなど
神経症傾向 (neuroticism)	感情の不安定さ，ネガティブな感情の度合いなど
開放性 (openness)	創造性，好奇心，柔軟性など

2 ● 活動に適した性格とは

　AAS における重要な性格の側面は，一般に，恐怖心，社交性，訓練への反応性，攻撃性，大胆さ，そして活動性とされる．

　AAS の現場で活動する動物は社交的で好奇心が強く，不安・恐怖を感じにくい個体が適している．新しい現場を探索する好奇心，新しく出会う人々に社交的であり，他動物に対しても友好的であり攻撃的でない性格の動物が求められる．

　また，恐怖心は生物の生存能力として大切な素因ではあるが，AAS の現場においてはこの特性は低い個体がふさわしい．恐怖心は，攻撃にも転じる場合があり，対象者，関係者，他動物への安全に影響する．

　評価者として忘れてはいけないことは，この動物の性格の評価は，単に AAS 活動に適しているかどうか，またどの現場に適しているかを判断するものであり，犬の性格の善悪を判断するものではないことである．

3 ● アセスメントに適した年齢

　性格は子どもから大人になる成長の過程で次第に形成される．犬・猫の場合も，活動に適した性格評価は十分成長した時点で評価するべきである．個体によって成長の早さは異なるが，生後2歳（中，大型犬は3歳頃）を過ぎてからの評価が望ましい．

　もちろん，子犬期や成長過程においてその時点の性格評価を実施することは可能であるが，その結果は成犬時の行動を十分に予測できるものではない．

　成熟した犬は比較的穏やかな性格のため活動に適している場合もあるが，高齢の犬の場合，軽度のストレスでも対処が難しくなる可能性があることも考慮しなければならない．

4 ● PADA 認定評価チームの構成と役割

1）認定評価チームの構成

　PADA では，それぞれ特定の役割を担う3人のメンバー（リーダー，テクニシャン，エバリュエーター）で構成される評価チームが試験を実施する（**表2**）．このチームは講義と実技のセッション，評価アセスメントを経て認定されたメンバーから成り立っている．

　全16の試験項目を効率的かつ効果的に実施するためには，各メンバーがそれぞれの役割に応じた試験の内容，目的，および流れを各項目について深く理解していることが重要である．

151

また，PADAではすべての項目において動画を撮るカメラアシスタントの役割をする人が入り，試験項目内で犬の行動の再確認が必要となったときのための記録をとる．

著者はエバリュエーターとしてPADAテストを務めるが，リーダーが試験の指揮をとり，ハンドラーに解説しているあいだ，試験時以外の犬の様子まで見逃す可能性が少なく，集中し記録できることに大きなメリットを感じている．

■表2　PADA認定評価チームの構成と役割

構成	役割
リーダー	ハンドラーへの試験項目解説等，コミュニケーション全般を担い，アシスタントへの指示などすべての試験の指揮をとる．
テクニシャン	各項目において対象者，関係者役を演じる．
エバリュエーター	犬の行動を観察し評価内容を詳細に記録する．試験を中断する判断をした場合はその理由をハンドラーに説明し，評価に関する質問に答える．

2）認定評価チームの役割

a．リーダー

試験のガイド，進行を担うリーダーの役割は非常に重要である．会場に入った時点から評価は始まるため，リーダーは，受験者であるハンドラーと犬のペアを会場外で迎え，着用している首輪とリードの確認，衣服は取り除く指示，ハンドラーがトレーニングポーチ，フードや玩具などを持参している場合は預かる．

最初の試験項目を伝えたのち，会場内に案内するところから始まり，試験終了後の送り出しまで，主にハンドラーとのコミュニケーションを担当する．

試験中に発生するさまざまな状況に対して，一人の担当者から明確な指示を受けることで，受験者にとって安心感を提供できる．複数の人とコミュニケーションをとる必要がなくなるため，よりリラックスして試験に臨むことが可能になる．ハンドラーの心理的な変化は犬にも影響を及ぼすことから，リーダーの朗らかなコミュニケーションは大切である．

b．テクニシャン

テクニシャンは対象者役として，犬に直接触れ，一番近い距離で接する．犬の息づかいの変化，被毛の逆立ち，心音の変化，異臭といった視覚的には確認しにくいサインを必要に応じてエバリュエーターに伝える．

c．エバリュエーター

どの項目においても，犬に過剰なストレスがかかっているとエバリュエーターが評価した場合はその時点で中断し，必要に応じて犬がリカバリーできるよう対応する．人間が評価試験を実施する目的のために犬に過度な負荷をかけてはいけない．

PADAテストの結果は，AAI活動に関するトレーニングの継続の適否判定とともに，各項目の評価内容が後日メールで通知される．

第4章 動物介在に関わる職種の役割

▌5 ● 評価試験会場と使用する備品

評価を受ける犬，猫が初めて訪れる場所を会場として使用することが望ましい．特にリードを離した環境で実施するためには，動物とその場にいる人すべての安全が守られるように設定する．またAASの現場を想定した環境を再現して実施する．

例として，高齢者施設の訪問を想定している場合は，現場で利用されている備品，車いす，リクライナー，歩行器，ベッド等を準備すべきである．

▌6 ● 評価時の注意事項とポイント

ここでは，PADAにおける評価ポイントだけでなく，独自のアセスメントを実施するうえで配慮すべき点を挙げる．

1）犬の性格評価と犬人ペアのチーム評価

a．犬の性格評価

犬の性格評価では，純粋に犬が自分で選んだ行動，自然な反応を観察し評価することが目的となる．PADAでは，ハンドラーはPADAリーダーの指示がない限り，ほとんどの項目において犬の行動を誘発する合図はしない．不自然にならないよう，周囲の人との会話はするが，犬が望ましい行動をしたときに笑顔で見つめる，ほめる，指差しやリードで誘導する等の介入はしない．

ハンドラーの指示やフィードバックがない，リードのコントロールがないときこそ，本来犬はその状況下でどう行動したいのかが観察できる．

実際の試験では思いがけない犬の行動に驚かれることが多い．それだけ，ハンドラーは無意識に犬の行動を誘導していることがわかる．

b．犬人ペアのチーム評価

反対に犬と人のペアのチーム評価試験においては，ハンドラーの犬への配慮，犬との関係性，周囲への配慮，ハンドリング技術に注目することが多い．

注目すべき評価点は，犬が楽しく活動できるような自然な声掛けや，ボディタッチ，アイコンタクト，笑顔の合図，リードがない状態でも同じように行動できるか，微笑ましい声掛け等を含む．

ハンドラーの声掛けの頻度や声のトーンや震え，無意識にリードを常に張ってしまうといったハンドラーのスキルや緊張が犬の行動にネガティブな影響を与えてしまっている場合もある．

評価者には，犬のボディランゲージを読み取る知識やハンドラーのハンドリング技術を理解し，両者が理想的なペアとしてどのように振る舞うべきか，またどの点が準備不足で改善が必要かを指摘できるスキルが必要である．

2）試験中断とリカバリー，ハンドラーへの説明

a．試験中断

どの時点においても，評価を受けている犬・猫に過度のストレスサインがみられた場合，また対象者や対象物に近づかない，反対方向へ顔をそむけるといった拒否行動がみられた場合は，それ以上の負荷をかけないよう中断することである．

たとえば，犬のPADA試験においての7番目の項目に，薄暗く狭い廊下の奥にフードをかぶって車いすに座っている人と出会うシチュエーションがある．この状況で，距離を保った状態で唸る，吠える，反対側に逃げる，という行動をとる犬もいる．これは安全のため，リードをつけて実施する項

153

目である．少し様子を見て，落ち着くようであれば，車いすの対象者との距離を縮めていく．対象から距離をとろうとする行動がエスカレートするようであれば，即座に中断する．

b．リカバリー

犬がリカバリーできるよう，廊下または部屋のライトをつけ明るくし，車いすの対象者役はフードを取り，オーナーと楽しそうに会話をしながら，犬にフードを与えたり，おもちゃで遊びに誘ったりする．

c．ハンドラーへの説明

試験を中断する理由をその場でハンドラーに説明することが大切である．評価者は，犬に深刻な影響を与える可能性のある閾値を超えないよう，現場で速やかにリカバリーできる時点で介入する必要があるが，ハンドラーによってはこの判断が早すぎると感じることがある．

特に，犬が同じような環境ですでに AAS 活動に参加している場合，実際の活動現場では犬は車いすに反応しないのに，なぜこの試験において拒否行動をとるのかハンドラーには理解しがたい場合もある．

評価者は，性格適性試験がハンドラーの影響がない状況で犬の自然な行動を確認するための試験であることを説明し，犬の行動とその意味，試験を続行することのリスク，そしてリカバリーの重要性についてハンドラーが理解できるように伝える必要がある．

猫の場合も同じく，中断，リカバリーの介入をする判断は評価者の重要な役割である．たとえば，猫の PADA 試験の最初の項目に，猫の入ったケージを部屋の中心に置き，扉を開けてハンドラーが離れるというシチュエーションがある．玩具で誘っても 3 分以内に自ら出てこない場合は試験を中止する．

人々が動物の適性を試験したいと考える一方で，その試験対象である動物の精神的な健康を損なうことは避けなければならない．

3）評価ミスに注意すべき犬の行動例

人同様に犬にもパーソナルスペースがある．パーソナルスペースとは，一般的に，動物が安全かつ快適に感じる距離を保持するための境界を指す．個体の性格によってその大きさは異なり，外向的な性格は内向的な性格の動物よりも距離が短いとされる．パーソナルスペースの侵害は不安や不快感を引き起こし，ストレスを増大させる可能性がある．

新しく出会った人が犬のパーソナルスペースに侵入したとき，犬はその場にリラックスした状態で身体をゆだねるか，近い状況でもその場でくつろげるか，という確認は重要である．

そのときの犬の様子，耳，目，口元，身体全体の筋肉がリラックスしているか，リラックスするまでにどれくらい時間がかかるか，緊張が高まっていくのかどうか，どう変化していくかを観察し評価する．犬が離れていくようであれば，少し時間を置いてもう一度確認し，再度離れるようであれば，犬の離れたいという意思表示を尊重すべきである．

犬自ら人のパーソナルスペースに入るという行動においても重要なポイントである．これは，犬が不安を感じた際，人の体温やアイコンタクトといった安心を求めて，人にピッタリ身体を寄せる，助けを求めて膝によじ登ろうとする，抱っこを求めるしぐさをとる，ということがある．不安を緩和するために人に頼る行動と，人に興味をもって接触を求める行動の違いを評価者は明確に見極める必要がある．

第4章　動物介在に関わる職種の役割

　一般に，犬が人の顔を舐める，手を舐めるといった行動をとったとき，愛情表現と捉えられることがある．しかし，触れてきた人の手を過剰に舐める，手を引くと舐めるのをやめる，という行動には注意が必要である．

　"Kiss to dismiss" と表現されることがあるが，守ろうとする物や人に，他の犬が寄ってきたときにこの行動をとることがある．唸ったり，吠えたり，口を開けてじゃれる真似をする以外にも，顔を舐め続けて撤退させるという方法をとることもある．自分の身体に伸びてきた手や，既に触れている手に対し，人が手を引くまで何度も素早く舐める，手が離れたら舐めるのをやめ反対方向を向く，という犬の行動には注意が必要である．

5　実施試験項目例

1　概要

　実施するプログラムに適した評価試験を構築する際の参考として，以下にPADA〔犬：表3，PADAパンフレット〔日本語〕の表紙：図2，猫：表4〕と一宮AAEドッグスクラブ（図3）の試験項目を示す．

　団体で実施する活動で必要となる項目で試験を構築し，犬の内面的適性を評価する場合と，人間とのペアでの確認すべき項目に分けて評価システムを構築することもよいだろう．スコア表を作成し，各項目において，犬がAASの現場で望ましい行動をとれたかどうか，犬，猫にストレスサインが出ているか，どの時点でどのようなストレスサインが出ているか，テストを続けるなかでそれは増加しているか減っているか，といった内容を記録する（ストレスサインは第2章参照，p.68）．

　PADAでは，試験中に犬がとった行動，ストレスサインなどを項目ごとに，エバリュエーターが現場で評価アプリに入力する．そのデータは後日，判定結果とともに説明とともに，受験者にメール

■表3　PADA Dog テスト（16項目）

① 攻撃性，他犬とのすれ違い
② 社会性，新しく出会う人とご挨拶
③ 新しい環境，複数の人がいる部屋に入る
④ 音への反応，叫び声
⑤ 守る行動，ドアノック
⑥ 社会性，呼ばれたときの人への反応
⑦ 未知の物への反応
⑧ 金属音への反応
⑨ 現場を想定した環境への反応
⑩ 分離不安傾向，オーナーから離れて移動
⑪ 作業記憶，合図でお座り
⑫ 作業記憶，合図で伏せる
⑬ 作業記憶，合図でリリース
⑭ 複数の人に囲まれる
⑮ 守る行動，食べ物
⑯ 人と遊ぶ

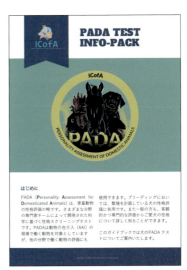

■図2　PADAパンフレット（日本語）の表紙
（ICofA：PADA TEST INFO-PACK．
https://www.pada-icofa.com/_files/ugd/df2869_a3e7de29f6ae43c8b50eee7ca3e707d7.pdf より2024年6月18日検索）

で提供される.

一宮 AAE ドッグスクラブの試験では, 合格・準備不足の2つの判定で各項目を進める. 合否は試験の最後に伝えられる.

2 PADA 猫の評価 (表4)

社交的で, 新しい環境や人々, 物に対する好奇心が旺盛で, 触れ合いや遊びを楽しめる猫が活動に適している. 不安や恐怖をあまり感じない性格の持ち主であることも重要である. 犬のアセスメント同様に, 評価を受ける猫にとって新しい環境で試験を実施する. 生後1歳以上であることが条件である.

ハンドラーはフードや玩具を試験会場に持参してよい. 評価中も必要に応じて声掛けし, おやつや玩具を使用することができる.

どの時点においても, 猫が唸る, ひっかく, 逃げる, 隠れる, フリーズする, といった行動をした場合は中断し, リカバリーできるよう対処する. 試験項目全体を通して, リラックスして行動できることが望ましい.

■表4　PADA Cat テスト (11 項目)

①新しい環境, 複数の人がいる部屋に入る
②社会性, 新しく出会う人とご挨拶
③新しく出会う人に抱き上げられる
④自由な状態の行動
⑤社会性, 人に呼ばれた時の人への反応
⑥大きな音への反応
⑦食べ物, 人と遊ぶ
⑧獣医師を模した触診への反応
⑨ホールド下の反応
⑩自由な状態で呼ばれた時の反応
⑪新しい物への反応

猫の PADA 試験は, 評価者による実試験, または受験項目に沿って録画動画を提出し公式評価を受けることが可能である.

なお, PADA の試験動画の一部は, PADA の Facebook グループサイトにて閲覧できる (https://www.facebook.com/groups/padaicofa).

3 活動犬認定試験 (一宮 AAE ドッグスクラブ) (図3, 次ページ)

試験項目1～6はハンドラーとの行動, 一般的なマナーを評価する内容となっている. 後半の A～F は活動適性を中心に評価する. A～C の項目では犬が自主的にとる行動を観察する目的からトレーナーは指示やフィードバックをしない.

この3項目以外において, ハンドラーの必要に応じた自然な声掛けや笑顔など, 犬のサポートが適切にできているかを確認する.

認定試験申し込み書にて, 鑑札番号, ワクチン接種情報, 健康状態等を確認する. 合格した場合は, 腸内細菌検査の結果と主治医による健康診断書を提示のうえ活動を開始する.

引用・参考文献

1) ICofA (International Community of Anthrozoology) Official Website
https://www.icofa-community.com/ より 2024 年 8 月 5 日検索
2) PADA (Personality Assessment of Domestic Animals) Official Website
https://www.pada-icofa.com/ より 2024 年 8 月 5 日検索

第4章　動物介在に関わる職種の役割 ■

第4章
動物介在に関わる職種の役割

訪問活動犬適性試験

基本トレーニングテスト6項目，活動適性テスト6項目の計12項目において，項目毎に<u>合格・条件付き合格・準備不足</u>のいずれかで評価されます．ハンドラーの身なり，人や動物に対する態度，口調，リード扱い等も判定に含まれます．

準備不足の場合は不合格となりますが，練習して頂き後日試験に再挑戦して頂けます．

威嚇，から咬み，パニック，逃走等行動において即試験は中断し，この場合再受験は不可となります．

ハンドラーの判断で途中棄権，試験終了も可能です．

注意事項：

○ハーフチョーク，フルチョーク，チェーンタイプのカラーやリード，スパイクカラー，ジェントルリーダー等ヘッドハルター，吠え防止用具は使用不可です．

○トリーツポーチ，おやつやおもちゃの使用，携帯はできません．

【基本トレーニング】　◆は評価者の犬に対する行動です．

	合格	準備不足
1．ご挨拶 　新しく出会う人とご挨拶 　◆犬を数回撫でます	友好的な態度で見知らぬ人から撫でられることを受け入れる	過剰な興奮，尻込み，逃げ回る
2．外見とグルーミング 　マットの上でハンドラーは軽く保定 　◆被毛，目，歯，耳，爪等の検査 　◆ブラシ（コーム）を数回かける	友好的な態度．穏やかに検査を受け入れる 目，口腔内，耳，爪，肛門が清潔にケアされている	非衛生的な外見 過剰な興奮，尻込み，逃げ回る
3．スムーズな移動 　スタート線で横で「お座り」 　カギ状に歩き，線に戻り「お座り」 　途中，評価者の指示があるときに「お座り」	リードにたるみのある状態で，ハンドラーと一緒に歩行できる（脚側は必要なし）	過剰な興奮，尻込み，逃げ回る
4．基本の動き（座，伏，待て，おいで） 　◆リードを首輪から外すよう指示 　1.「お座り」数秒後，指示で解除 　2．同様に「伏せ」 　3.「待て」どの体勢でもよい 　4．ハンドラーは犬から離れ移動，犬を呼んでくださいの指示で「おいで」．リードをつける	落ち着いて行動できる	過剰な興奮，逃げる 時間がかかりすぎる 指示の回数が多すぎる 解除指示前に犬が動く 4でハンドラーが四角枠から出てしまう
5．人ごみを歩く 　犬を横につけた状態で開始，スタート線からコーンまで，チップスを食べる人，杖を突く人，ごみ袋を持った人の間を歩く	友好的な態度．落ち着いているリードにたるみのある状態で，ハンドラーと一緒に歩行できる（脚側は必要なし）	暴れる，逃げようとする，落ち着きがない 必要以上に引っ張る，飛びつく，吠える
6．他犬に対する反応 　犬を横につけた状態で開始，スタート線からコーンへ歩く．真ん中Xで止まり，前方から歩いてくるペアと挨拶，会話をかわす．指示があった後，コーンへ進む	友好的な態度．落ち着いている．リードにたるみのある状態で，ハンドラーと一緒に歩行できる	暴れる，逃げようとする，落ち着きがない 必要以上に引っ張る，飛びつく，吠える

157

【活動適性テスト】 ◆は評価者の犬に対する行動です.

	合格	準備不足
A. 対象者を模した触り方 マットの上でハンドラーは犬を軽く保定 ◆耳,尾を軽く引っ張る ◆対象者を模した声を出し,肘や拳で撫でる ◆頭部保定,数秒目を凝視 ◆犬に覆いかぶさって15秒拘束	友好的な態度.落ち着いている リラックスして検査を静かに受け入れる	逃げ回る,唸る,鼻にしわを寄せる,スナッピング,飛びつく,吠える,尻込みする
B. 現場で働く人,対象者役への反応 犬を横につけた状態で開始,スタート線からまっすぐ歩き,コーンでUターンして線に戻る 前方から歩行器,車椅子の人物とすれ違い,Uターンして戻って来る際に子どもが声をあげながら後方から走って来て軽く触り,追い越していく 線に戻ったら,上記3人が地点Xで「おいで」と犬を呼ぶ	友好的な態度.落ち着いている リードにたるみのある状態で,ハンドラーと一緒に歩行できる	暴れる,逃げようとする 飛びつく,吠える,尻込みする
C. 数人に囲まれる,背後からのアプローチ 項目Bから続けて実施 周囲からBの3人が近づき,囲んだ状態で動物に触ったり,話しかけたりする ◆背後から犬につま先で軽くぶつかる	友好的な態度.落ち着いている	暴れる,逃げようとする 飛びつく,吠える,尻込みする
D. 誘惑からの回避 犬を横につけた状態で開始 コーンに向かってまっすぐに,床にある誘惑物を犬が無視できるよう歩く	リードにたるみのある状態で,ハンドラーと一緒に歩行できる (脚側は必要なし)	前足が浮くほどリードを引く,玩具やフードに触れる,吠える,リードを噛む 時間がかかりすぎる
E. 食べ物に対する反応 フードの入った食器を持った人が近づく 1. 人が数粒手に握った状態で犬に差し出す.「あげて下さい」の指示で手をひらく 2. 人が犬の前に食器を置き,食器に手を添えた状態でしゃがむ.「あげてください」の指示で,食器から離れる 3. 犬が食べている間に人が食器に手を入れフードを追加する 4. 食べ終わったら人は食器を回収,ハンドラーは犬を座らせる	友好的な態度.落ち着いている 食べなくてもかまわない	フードを勝手に奪いとるように食べる 手から食べる際に歯があたる 他の犬の食器からフードをとろうとする 威嚇,唸る,飛びつく
F. ミーティング 犬人のペア4組が向かい合った状態で椅子に着席,それぞれのチームの自己紹介をする 3分後終了,合否結果	友好的な態度.落ち着いている 待機姿勢は問わない	他犬に威嚇,唸る

■図3 訪問活動犬適性試験(床を歩いて活動する犬)rev.3(一宮 AAE ドッグスクラブ)

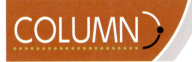

活動に向けた子犬の選択，評価とトレーニング例

1 はじめに

セラピードッグとして適格な犬は，ほんの一握りの存在，といわれる．大きな音や振動，急に触られたり物があたっても，怯えることなくどっしりと安定しており，トレーニングに協力的で学習も早く，他犬にも友好的，人と関わることが大好きで，新しい場所や物事を楽しめる性格をもつ……，とすべてが揃った犬は非常にまれである．これらの条件を満たす犬は非常にまれであるため，計画的に子犬を選び適切な環境を与え活動に適したパートナーを育てたいという活動に携わる方は多い．

このコラムでは，著者の経験も併せ，一例として子犬の選択とトレーニングについて紹介する．

1）犬に求められる性格特性

活動する犬に求められる性格特性は，遺伝だけでなく，ブリーダーや母犬が子犬に与える育成環境，そして新しい家族のもとでの生活環境の影響とも相互作用する．

性格形成には遺伝と環境の両方が影響を与えるため，遺伝的な要素だけでは説明できない部分がある．遺伝的要素がどれだけ発現するかは環境によって大きく左右されるため，適切な生活環境と学習環境の提供が重要である．子犬を保護するだけではなく，新しい経験を積む機会を十分に与えることが必要である．また，これらの経験がネガティブな感情を引き起こす体験としないように十分配慮することが大切である．

本来は適切な性格特性を備えた犬を計画的に選択し，成長するための環境を整えることが，補助犬に求められる計画性と同様に重要である．しかし，現実にはボランティアとして育成されるケースが多く，計画的な繁殖や飼育管理，トレーニングを行うことは難しい．

さらに，一般の家庭犬として社会貢献を目指す際には，その犬が家族の一員としてともに活動することが，犬としての素晴らしさを社会に伝え，犬を大切にする意識を高めるロールモデルとしての役割を果たすことが期待される．活動を視野にこれから犬を迎えるという人は，その存在はまれだということを理解したうえで，計画的に子犬を選択し，環境を整え育成することをお勧めする．

2 子犬の選択とトレーニングの例

1）ブリーダーを選ぶ

活動に適した性格特性要因を備えていることが，活動犬の福祉に直結する．性格のほとんどの素因において遺伝子の影響を受ける．また環境の影響は母体にいるときから大きく影響する．つまり，身体的特徴だけでなく，両親の性格も重要な要素となる．

母犬の性格は，活動に適した犬を選ぶうえでの重要な指標となる．ブリーダーを訪れた際は，母犬がどのような環境で生活しているかを確認することが肝心である．生活環境が衛生的で，運動する場所が十分にあるかどうか，そして，すべての犬が健康で幸せに暮らしているかを自分の目で確認すべきである．

妊娠前の母犬と実際に会い，その犬がどのように訪問者に接するかを観察することも重要である．犬が喜んで寄ってくるか，恐れて隠れてしまうかなど，その反応から多くを学ぶことができる．可能であれば，父犬にも会い，同様の観察を行うとよい．

　また，犬が触られることにどのように反応するかを確認する「3秒ルール」も実践する．これは，犬を3秒間撫でた後，犬がその場にとどまるか去るかを見ることで，触られることへの同意を確認する方法である．

　訪問中には，ブリーダーも訪問者の言動や態度を見て，新しい家族としてふさわしいかを判断する．信頼できるブリーダーから子犬を迎えるためには，質問事項を準備し，その犬の一生にわたって大切に育てる準備ができていることを示すことが大切である．

2）母体環境と学習の影響

　母犬のお腹にいる間からすでに子犬は学習を始めている．母犬が感じるストレスは，血液から胎盤をとおして子犬に伝わり，ストレスホルモンのグルココルチコイドが多く蓄積されるほど，子犬の認知能力の低下や脳の発達障害，ストレスに対する耐性の低下を引き起こす可能性がある．

　これは生まれる前から一生にわたり影響し，成犬時にはストレスからのリカバリーが遅くなる．これに加え，母体の栄養状態も子犬の成長に深刻な影響を与え，栄養不足は一生を通じて子犬のメタボリズムに影響を及ぼす．

3）子犬きょうだいの遊びと学習

　子犬が複数いる環境では，彼らの集団内での遊びを通じて社会性と学習行動を観察できる．子犬が玩具の引っ張り合い，追いかけっこ，レスリングといった活動的な遊びのなかで，どのように参加しているかを見ることで，抑制することを学習する環境にあるかどうかを把握できる．遊びのなかで常に鳴き声を上げて逃げる子犬や，隠れる行動をとる子犬，他の子犬との物理的な争いに過剰に反応する子犬の様子を注意深く観察することが重要である．

　他の子犬たちが遊んでいるなかでの不意なぶつかり，衝撃が発生した際の子犬の反応や，その後の行動も重要な観察ポイントである．子犬がどのようにして自分の安心できるパーソナルスペースを確保するか，自ら距離をとるのか他犬を追い払う行動に出るのか，あるいは遊びを続けるかに注目する．

　また，遊びが乱暴に見える場合の子犬の反応や，平常状態に戻るまでの時間も自己抑制や回復力を評価する対象となる．この時点での子犬の行動から成犬時の行動を予測することは難しいが，どのような環境下で日々学習しているかということは，家族として迎えた直後からのトレーニングプランを計画する際に役立つ．

4）人への興味，接触への反応

　子犬が人との接触でストレスを感じていると判断した場合は，その時点で中止し，遊びが好きな犬ならば玩具等で遊ぶ，もしくはフードを使う等して子犬がリカバーできるように対応する．他きょうだいの影響を受けることがないよう，一頭ずつ個別に評価する．

a．個別評価の方法

①床に座っているあなたに対して自然に近づくか，動かずに見つめるか，または逃げようとするかを観察し，新しく出会う人間への好奇心を見る．子犬が自ら寄ってこない場合，驚かせない音量で，高めの楽しそうな声で誘ってみて，その反応時間を見る．途中で離れるか，膝に自ら乗っ

てくるか，触れられることをどのように受け入れるかといった行動も重要な指標である．触るときは，手でわしゃわしゃと被毛を逆立てないこと．穏やかに声掛けをしながら，両手で大事に包み込むように軽く圧をかけて温めることを意識し，ゆっくり繰り返し，両手を離したときの反応を見る．

② しばらく落ち着いて膝にとどまるようであれば，子犬の胸の下に手を入れて人のお腹に子犬の身体半分ゆだねた状態で持ち上げ，子犬の足が人間の膝から離れ宙に浮く状況をとる．完全に足が地面から離れたときの反応を見る．手のひらで鼓動が速くなっていないか，身体のこわばりがあるか，身体をゆだねているか，暴れそうか，反応を見る．ストレスを示す反応があれば即座に床に下ろす．

③ この時点で身体がリラックスしているようであれば，人のお腹を軸にゆっくり子犬の身体を半回転して仰向けになるようにする．そのときの身体のこわばり，数秒でリラックスするか，離れようとするか，反応を見る．

5）新しい物への好奇心・行動力

清潔で安全な新しい道具を用意し，新しい人が触れた物やとった行動に興味を示すかを見る．

例として，浅いプラスチックの容器などをひっくり返して台にする．犬種や個体によって高さは異なるので子犬が前足で触れるのに高すぎない物を用意する．容器としておくと子犬は噛み出す可能性があるので，縁がとがっていない物がよい．すぐ寄ってくるのか，腰がひけながらも寄ってくるか，また動かない，もしくは戻ろうとするか，新規の物に対する反応を見る．

6）人との協調性・トレーニングのしやすさ（図1）

トレーニングのしやすさを実際にその場で実施し確認する．出会ったばかりの人間が，新しいものにとる行動を観察し，その行動を再現しようとするかを見る．もし子犬がすでに鼻先で台を触る行動をとっていたら，人は楽しそうに台に手（もしくは両手）を乗せて見せる．乗せる，手を放してまた乗せる，という行動を楽しそうに実施して子犬を「楽しいよ，やってごらん」と誘ってみる．その後，子犬が同じ行動をとるか，行動を見ることもなく離れていくか，どう行動するかを観察する．人と同じ行動をとった場合も1～2回で終了すること，どの場合も1分以内で終了し，しつこく実施しないことが大切である．

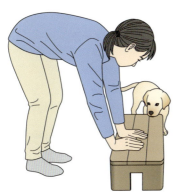 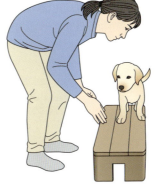

■図1　人との協調性・トレーニングのしやすさ

▌3 ● パピーの教育

　人の温かさや，撫でられる感触，声の抑揚などは，成長してからの活動の場での喜びの源となる．人との接触や笑顔，喜びの声を好ましく受け入れる個体であるならば，社会的報酬を軸としたパピートレーニングを推奨する．

　たとえば，2か月齢の子犬でも，母犬のとる行動以上に新しく出会った人の行動を観察し学習する[1]．3か月齢の子犬では，食べ物の報酬がないにもかかわらず，新しく出会った人の行動を観察し自発的に模倣することも報告されている[2]．これは人に育てられた子狼や子猫ではみられない行動であり，犬が人間社会で進化してきた過程で培われた生得的な素因だと考えられる．

　有名なV字フェンス迂回実験では[3]，人間がデモンストレーションした遠回りのルートを犬は観察して学習しただけでなく，資源に直通する最短のルートが提示された後も，社会的に学習した遠回りのルートを選び続けた．犬は試行錯誤より人から社会的に学習した方法を好むともいえるだろう．

　従来のパピートレーニングでは，フードを使った条件付けが一般的である．フードで誘導し，お座りや伏せができたらクリッカーを鳴らしてフード報酬を与える，といった機械的なフード報酬中心のパピートレーニングは，社会的報酬の効果を弱めると同時に，せっかく生まれもった社会的学習能力を封印してしまうことがある．特に動物介在介入の現場で活動し，人と関わることに喜びを感じることが活動の原動力となるには，人間社会に出ていくこの子犬の時期こそ社会的報酬を基礎として育むべきだと考える．

　もちろん，フード報酬を否定するわけではない．より難しい課題や高度なトレーニングに進む時点でフード報酬を取り入れることは当然有効である．

　ただ，子犬の時点で人間自身が魅力的な存在であるのに，フード乱用の結果，フードをもつ人間が原動力となってしまってはもったいないことである．一生の性格の基礎を育む大切な時期だからこそ，人の社会的報酬の価値を活かした学習は，その後の犬性を人間社会で生きやすいものにするのではないだろうか．

▌4 ● おわりに

　どれだけ念入りに子犬の選択とトレーニングをしたとしても，成犬となったときに果たしてどこまで活動に適した性格であるかどうかは，その時点で客観的に評価してみなければわからない．最初に述べたとおり，活動に適した犬はそれだけまれな存在なのである．それでも，各犬がもつユニークな個性はかけがえのない価値があり，どの犬も愛すべき家族の一員である．

引用・参考文献

1) Fugazza C et al：Social learning from conspecifics and humans in dog puppies. Scientific Reports 8（1）：9257, 2018
2) Fugazza C et al：Spontaneous action matching in dog puppies, kittens and wolf pups. Scientific Reports 13（1）：2094, 2023
3) Pongrácz P et al：Interaction between individual experience and social learning in dogs. Animal Behaviour 65（3）：595-603, 2003

COLUMN

第4章 動物介在に関わる職種の役割
4 介在動物のハンドラーの役割

> **本節のポイント**
> - 動物介在介入（AAI）・動物介在サービス（AAS）プログラムに参加する介在動物は，ハンドラーとともに活動する．ハンドラーとは，介在動物をハンドリングする人であり，介在動物と対象者が交流することへのサポート役としてその動物の能力を最大限に発揮させることができる人のことである．
> - AAI・AASにおけるハンドラーの役割を理解し，より良い活動につながるポイントを解説する．

1 介在動物とハンドラーの関係

1 愛着形成の重要性

　介在動物は，ハンドラーがいることで安心でき，いつもと変わらない，もしくはそれ以上のパフォーマンスができることが望まれる．ハンドラーは介在動物にとって安全基地であるからこそ，離れても落ち着いた気持ちで，いろいろチャレンジできることと考えている．

　そのようなことを可能とするには「愛着形成」が重要になってくる．人間の場合，特定の人と愛着を形成することにより，図1に示す3つの基地を得て，精神的な自立が可能となる．

特定の人と形成される愛着（情緒的な絆）
↓

安全基地	ネガティブな感情（恐怖，不安，怒り，悲しみなど）から守ってくれる．	→ ネガティブな感情の減少
安心基地	ポジティブな感情（心が落ち着く，安堵感など）が生じる．	→ ポジティブな感情の増加
探索基地	安全基地・安心基地（特定の人）から，いったん離れて自主的に活動した後，特定の人に戻り，自分の行動・経験を報告する．	→ 自身の経験を特定の人と共有，受け入れてもらうことで，経験により生じたネガティブな感情を減らし，ポジティブな感情を増やすことができる．自己効力感が得られ，感情のコントロールが可能になる．

精神的自立

■図1　愛着形成による3つの基地
（日本総研：愛着（アタッチメント）－厚生労働省令和4年度子ども・子育て支援推進調査研究事業一時保護所職員に対して効果的な研修を行うための調査研究．
https://www.jri.co.jp/MediaLibrary/file/pdf/column/opinion/detail/202304_mhlwkodomo_another21.pdf より 2024年6月11日検索を参考に作成）

特に犬においても，同様に考えることができる．ネガティブな感情から守ってくれる「安全基地」とポジティブな感情を生じさせる「安心基地」を土台に，ポジティブな感情を増やし，ネガティブな感情を減らしてくれる「探索基地」が形成されることで感情のコントロールが身に付いていくと考えられる．

人と大きく異なることは，犬は一人で生きていくという意味での「自立」をしないことである．必ず飼い主のもとで生活をしていくし，どこに行くのも一緒である．

ハンドラーが飼い主でない場合は，飼い主以外のハンドラーとの愛着形成がなされていれば問題ないだろう．人間の場合，愛着を形成するのは親だけではなく，特定の人が別の人であっても成立することから，犬でも，もちろん，血のつながりはないので，この定義を当てはめることができる．

■ 2 ● AAI・AAS におけるハンドラーの役割

動物介在介入（AAI：Animal Assisted Interventions）・動物介在サービス（AAS：Animal Assisted Services）におけるハンドラーは，介在動物と対象者が交流することへのサポートをする役割を担うので，介在動物と対象者の感情を読み取りながら，介在動物をどのように指示するか，もしくは動かすかを判断していく．

ハンドラーは保護者であり，最大の理解者であることが大切になってくる．また，対象となる人への配慮も必要となるので，動物だけに特化するのではなく，幅広い知識とスキルが必要になってくる．

ハンドラーの適性は，動物介在教育・療法学会のセラピーアニマル評価者養成講座のテキストでは，「ハンドラーの適性とは，高い倫理性を持ち，優れたコミュニケーション能力を持って対象者や関連する人々と関わることができる能力，医療や教育の専門家の指示を仰ぐ謙虚な姿勢，動物の管理能力である．優れたハンドラーは介在動物の能力を100%引き出すことができるし，活動目的の遂行に役立つ働きをするだろう」とある．

ハンドラーは，動物の扱いに長けているだけではなく，人とのコミュニケーションも円滑に図れるスキルの両方を身に付けていることが望ましいといえる．これらは，最初から優れている人もいるが，経験をするなかで身に付けていくスキルでもあるので，理想を高くもち，柔軟でかつ豊かな心を持ち備えることが最低条件となるだろう．

2 ハンドラーの心得（倫理・マナーなど）

ハンドラーには，「支援，手助けをしてくれる人」という意味が込められている．ハンドラーと介在動物がチームであることをまず認識し，動物を支援，手助けすることが大切である．そして，動物福祉を理解し，動物の管理者であることを理解している必要がある．

犬のハンドラーであれば，飼い主として，パートナーとして，模範・見本になれるような意識をもっていることが望ましい．動物の意思は，言葉では伝えられないので，行動を読み取り，判断して動物の意思ありきで，取り組んでいかなければならない．だからこそ，ハンドラーは自身の倫理感だけではなく，動物のことをよく知る存在でなければならない．

ハンドラーは，対象者にとっても，動物とともにコミュニケーションをとるキーマンになる．ハン

第4章　動物介在に関わる職種の役割

ドラーが対象者の気持ちに寄り添い，適した言葉がけやふるまいができることが望まれる．それには，対象者についても理解を示し，発達過程，障害，病気などについて必要な知識を習得しておくことでよりよい関わり方を提案することができる．そのようなことが自然とできる心づもりがある人がふさわしく，心得としてここに記す．

団体での実施の場合，複数人で訪問するグループ参加の場合，犬を連れて行かない人だけのサポーター・アシスタントがいるようなら，チームでの対応として，サポーター・アシスタントの人も含めた対応をとれるように，ハンドラーの声かけなどが必要になる．全体を見ることができるスキルが備わっていることも大切である．

3 ハンドリングの注意点

誰が見ても，動物に負担がなく，心地よい接し方をしていることが大前提となる．そして，動物が対象となる方へ危害を与えることがないように，ストレスをかけることなくハンドリングできることが大切である．

対象者の接し方が，動物にとってプレッシャーのかかるような対応であったときに，即座に適切な対応がとれることもとても大事である．動物から目を離すことなく，対象者とのコミュニケーションがうまく図れるように介入はしていくが，過干渉にならないよう見守り，必要に応じて声かけや手を差し伸べるような優しい関わりが望ましい．

そして，動物の行動から的確に感情を読み取り，必要に応じた対応をとる．ストレスサインがみられればその状況を変えてあげることや，うれしそうな行動がみられたらその感情を対象者に伝えてあげることで，よりよいコミュニケーションがとれることだろう．

AAI・AAS の場面によって内容もさまざまになるため，注意するべきハンドリングのポイントも変わってくる．

1 ●動物介在活動（AAA：Animal Assisted Activity）の場合

1）高齢者施設での訪問活動

高齢者施設での訪問活動を想定した場合は，対象者の介護度に応じて関わり方が異なる．車椅子の方・椅子に座っているか移動式のベッドかによりアプローチも変わる．また，グループでのセッションなのか，個々の部屋への訪問なのかによっても，ハンドリングは変わってくる．

このような場合も介護士やコーディネーターとの打ち合わせと，動物の大きさを含めたハンドリングの仕方がポイントになってくる．

2）子どもや障害者を対象とした訪問活動

子どもや障害者を対象とした訪問活動などを想定した場合は，対象者の発達過程，障害の有無，障害の種類によっても対応の仕方が異なる．動物にとっても，対象者の違いは大きく影響を与えるので，ハンドラーの一貫した落ち着いた態度が重要である．

活動なので，どのような内容・規模での実施かによっても，関わり方が異なってくる．年齢が低くなるほど，言葉の指示による制御がきかなくなるので，対象者は常に落ち着きがない状態となる．そ

の状態が動物に影響を与えてしまうようであれば，ハンドリングでの対処およびスキルが必要となる．

併せて，対象となる子どもや障害者へのアナウンスは，動物をハンドリングしている状態でも的確に伝えることが必要になる．アナウンスが的確に伝わらない場合は，他の人（ハンドラーでない人）から伝えてもらうようにすることが必要になる．

ハンドラーは一人で何でもするという意識ではなく，チームで動くからこそ，他を頼ることも必要な選択肢になる．

❷●動物介在教育（AAE：Animal Assisted Education）の場面

学校の場合，たくさんの子どもがいることや，会場が体育館，教室，多目的室など実施場所の選択肢が多岐にわたることから，事前に打ち合わせをしておくことが必要になる．どの場所も普段から動物が入るようなところではないため，滑りやすいことも考えられる．ハンドラーはその点に注意し，事前に対処（滑り止めシートや敷物など）・準備が必要になる．もちろん，廊下でばったりと子どもたちとすれ違うこともあるので，動物への負担がかからないようなハンドリングが求められる．

❸●動物介在療法（AAT：Animal Assisted Therapy）の場面

医療器具がある場合は，その器具に動物が触れてしまわぬように注意したリードさばきや動物の動かし方が重要になる．事前にどのような器具があるかを把握しておくとイメージがわきやすいが，そうした環境のなかでどのような関わり方ができるのかについても医療関係者やコーディネーターとの打ち合わせが必要になってくる．動物を医療器具に慣らしておく必要もあり，医療機関の独特なにおいなどにも気にしないようにしておかなければならない．指示された行動がとれるように犬のハンドリングが必要となる．

*

どの場面であっても，動物の福祉を守りながらのハンドリングが大前提となるので，負担のない介入，動物の「良さ」を引き出せるハンドリングが必要になる．動物自身の「良さ」を引き出せるのは，その動物のことをよく知るハンドラーだからこそできることなので，「良さ」をつぶさずにトレーニングをすること，「良さ」を引き出すような生活が大切になってくる．

引用・参考文献　　1）日本総研：愛着（アタッチメント）－厚生労働省令和 4 年度子ども・子育て支援推進
　　　　　　　　　　　　調査研究事業一時保護所職員に対して効果的な研修を行うための調査研究．
　　　　　　　　　　　　https://www.jri.co.jp/MediaLibrary/file/pdf/column/opinion/detail/202304_
　　　　　　　　　　　　mhlwkodomo_another21.pdf より 2024 年 6 月 11 日検索
　　　　　　　　　　2）米澤好史：愛着障害は何歳からでも必ず修復できる．合同出版，2022

第4章 動物介在に関わる職種の役割

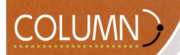

介在犬とハンドラーがお互いに
信頼できる関係になるまで

1 ● 信頼・信用

「原始の血の説」という学説によると，リラックスしている動物がいる環境は人を安心させてくれる．介在動物とハンドラーとの関係でもこの安心感がとても大切になる．お互いに頼り，頼られる関係性が望ましいことと思っている．「信頼しても信用するな」，これは人間関係やビジネスにおいてよく使われる言葉だが，著者に犬のことを教えてくれたドッグトレーナーに言われたことがある．

当時は「？？？」と理解できなかったが，犬は動物であり，牙をもつ生物である．人間とも感覚が異なり，能力も高いことから，安易に「信頼・信用」ということを考えてはいけないということがわかった．

長年，犬と向き合ってきて，信用という段階に到達するには相当の練習と経験が必要であると感じた．

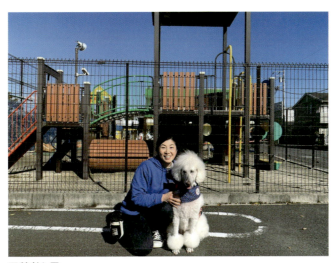

■著者と柔

2 ● 著者と愛犬との 15 年

著者と愛犬の柔（スタンダードプードル，メス）との 15 年の年月を振り返って「信頼関係と信用できる間柄」を考えてみる．

柔は教育支援犬になるべく，いろいろ探したなかで出会った唯一の犬である．生後 4 か月で迎えて，社会化のためにいろいろなところに連れていった．そしてたくさんの人と出会い，友だち 100 人大作戦として，出会った人からおやつをあげてもらい撫でてもらうこともしてきた．少しでも苦手な様子がみられたら，時間をかけて馴致し「気にならなくなる」ように取り組んだ．

遊びもたくさんして，犬同士の交流も十分とり，刺激が強い環境でも，名前に対する反応の練習，呼び戻し，オスワリなどの基礎練習も欠かさず行った．

AAA・AAE を想定した場面で必要になる行動を教えることや落ち着いて過ごせる練習としてのクレートトレーニング，指示で待つ練習などいろいろと取り組んできた．

柔の良いところは，対象となる人に対して期待感をもって交流できることで，ハンドラーである著者から見ても，安定した交流ができていた．

著者が柔のトレーニングをして，早い段階から信頼のおける犬だとは思っていたが，まだ若いうちは若いだけあって，信用するにはまだ若干の不安があったのは確かである．

年齢を重ねるごとに，数々の AAA・AAE の実践を経験しお互いに楽しい時間を過ごして，7 〜 8 歳になったころだろうか，どのような場面でも「この犬なら！」と安心できる，これがまさに「信用」し合える仲なのかなと思えた瞬間があった．

今は亡き愛犬だが，ベストパートナーであったことは確かである．AAA・AAE の場面のみならず，家庭においても，子どもたちにとっても良きお姉さんをしてくれた．

5 歳まで一人っ子だった息子の成長をともに見守ってくれ，お世話をさせてあげるなど公私ともに助けてくれたり，怖がるトイレの見守りと一緒にトイレにいってくれて子どもに安心感を与えるといった活躍もしてくれた．

非科学的な表現になってしまうが，いつでも心が通じ合えていて，私の代わりにもなってくれる犬が，最愛の犬，初代教育支援犬の柔（享年 15 歳）だった．このテキストを執筆作業中に 15 歳の生涯をとじた．

COLUMN

5 ドッグトレーナーの役割
第4章 動物介在に関わる職種の役割

> **本節のポイント**
> ●AASの適性があるセラピードッグや教育支援犬を育成するドッグトレーナーの役割を解説する．

1 AASに携わるドッグトレーナーの役割

1 はじめに

　動物介在サービス（AAS：Animal Assisted Services）は「人の幸福を増進することを目的とした，治療，教育，支援，および改善的なプロセスを提供するために，特別な資格を有する動物の福祉を維持しつつ，そのような動物と協働する医療，福祉，教育の専門家によって促進，指導，仲介されるサービス」と定義されている．

　そのAASで活用される動物種のなかでも「犬」は，古くから身近な存在であり，他の動物と比較しても私たちとともに暮らす仲間として特別な存在であるといえるだろう．

　本節では，AASの目的を達成するために必要な適性を有する資質を持ち備えたセラピードッグや教育支援犬を育成するドッグトレーナーの役割について解説する．

2 ドッグトレーナーとは

　ドッグトレーナーとは家庭犬のしつけや飼い方のアドバイスができる人材を指し，日本では法的な資格は定められていない．動物系の専門学校や大学，民間機関で，犬に関わる専門的な知識を習得し，経験を積んだうえでドッグトレーナーになるが，特にそのような団体や機関に所属して学ばなくても自称トレーナーとしてまかり通ってしまう業界でもある．

　ドッグトレーナーでも，トレーニングする目的によって，その手段・手法は異なる（**図1**）．

　災害救助犬は，がれきの中に埋もれている人を見つけ出す作業になるので，犬もハンドラーも命がけになる．盲導犬・介助犬は，目の見えない方・身体の不自由な方がユーザーとなるため，トレーニングするトレーナーがずっと指導することはできないので，環境刺激で訓練していく．これらの犬たちは，目的をもって育てる犬たちなので，どういう犬にするのかのイメージが明確になっている．これらは専門性が高い訓練の内容なので，それを教える人は，訓練士と呼ばれている．

　AASに携わるドッグトレーナーは，上記に挙げたような特別な役割をもつ犬ではなく，家庭犬を対象に飼い主を含めての指導を行う．それは，飼い方，犬の社会化など犬の生涯にわたっての飼い主教育を行っていくことを意味する．

　また，AASは，いろいろな場面で，その関わり方に応じて得られる効果も変わってくるので，目的・対象・状態（症状等）・活動のスタイルによっても，参加する犬の最低条件としての適性は同じとしても，どのようなことをトレーニングするか，飼い主がどのようにふるまうのかを百人百様で教える必要がある．

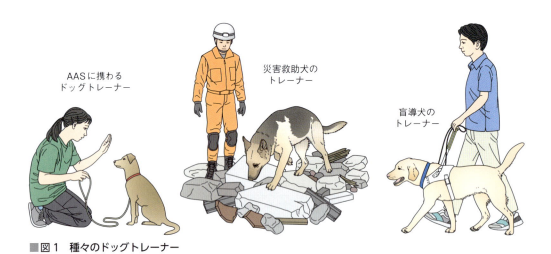

■図1　種々のドッグトレーナー

　AASに携わるドッグトレーナーは，犬の良さを引き出し，飼い主が犬の良さを最大限に発揮できるようにサポートできるように教育することを目指す．

3 ● AASに携わるドッグトレーナーに求められること

　家庭犬のトレーニングは，社会生活で問題となることがないように犬のトレーニングや飼い主教育を行うことであるが，AASでは，この家庭犬のなかから適性のある犬と飼い主のペアが参加することが一般である．

　そのため，AASに携わるドッグトレーナーは，家庭犬のトレーニングおよび飼い主教育が基本となることは言うまでもない．そこで，みんなに愛される家庭犬がキーワードになる．まずは，家庭内・外で問題がない，困らないように育てることとして，「社会化」がポイントになる．

　「社会化」とは，犬が人社会で共存するために，社会性を身に付け，さまざまな環境刺激に対して馴化(じゅんか)することや，犬が適切なふるまいができるようになることを指す．適切な時期に適切に対応することで，犬も安定した精神状態で成長することができる．十分に社会化されていることは，AASに参加する動物としてとても重要なことになる．

　社会化期（3週齢～12週齢）から，さまざまな環境刺激に慣らし，老若男女を問わずさまざまな生き物との適切な交流，新規環境での良き経験は，その犬の豊かな育ちに直結していく．犬の成長過程において，この時期での経験は犬の将来に影響を与えるものにもなる．だからこそ，正しい知識をもったドッグトレーナーが犬への適切な指導および飼い主教育を行うことで，問題行動に発展することを最小限に抑え，育てやすい犬になることができる．

　これらの経験を積み，飼い主がAASに興味があり，参加を目指すためにそのトレーニングに進む．もしくは，成長してAASに適性がありそうな犬と飼い主をスカウトするという流れがとてもスムーズであると思われる．もちろん，その際には，ドッグトレーナーにはAASに関する知識やトレーニングのノウハウがあることが必要になる．

　犬で重要になるのが「社会化」であれば，飼い主の教育においては，「飼い方の指導」が必要になってくる．犬が肉体的にも精神的にも安定し，充実した生活を送ることができるようにするには，適切な食住の提供，そして行動が満たせるようなコミュニケーションが大切である．

1）適切な食住とは？

a．適切な「食」（図2）

犬が家畜化された経緯から考えると，食べるものが安定して確保できること，安心して寝ることができることは，犬にとって重要な要素であるだろう．

まずは食べるものから考えてみよう．最近の飼い主は，犬の健康をよく考えるようになったので，身体によい高級なフードを与えてくれることが多い．飼い主がいることで，食べ物に飢えることはほぼない．

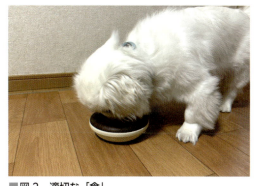

■図2　適切な「食」

ただし，ネグレクトなどの虐待，多頭飼育のブリーダー崩壊などのニュースを見ると，そこで飼われていた犬たちは，空腹状態のため食が満たされることがないケースがある．そのような犬の場合は，食べ物への執着が特にみられ，攻撃的になることも多々ある．

これとは逆に，飼い主のかわいがりすぎで，犬の本能のままに食べ物を与えてしまい，犬を太らせてしまうこともある．

犬の肥満は心臓や足腰への負担を増大させると考えられるため，食べすぎもよくない．適切な食事量の管理は飼い主の大切な仕事である．ボディコンディションスコア（BCS：body condition score）を参考にして適切に体重を管理する．適切に運動させ，適度に筋肉をつけることなどもとても大事なことである．

b．適切な「住」（図3）

一昔前の日本では，犬を外で飼うことが当たり前だったが，最近は家の中で飼うことが主流になっている．

それは，犬が家族の一員であるという考えに変わってきたことや，地球温暖化による夏場の高温なども影響しているのではないだろうか．

人と近い場所で生活するようになったことで，困ってしまう行動も増えていることは間違いないだろう．

室内で飼うようになり，人の場所と犬の場所がバッティングしてしまうことで，安心して休めないということから不安が募り唸るなど，場合によっては嚙みつくようになってしまう．そのようなことにならないよう，人と共有せずに休める場所の確保をしていく．クレートを利用することはその解決に役立つ．

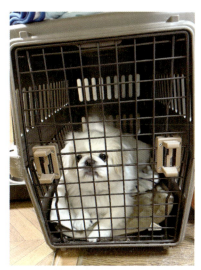

■図3　適切な「住」

安心できる場所づくりは，飼ううえでとても大事なことである．家庭内だけでなく，他の場所に行ったときでも安心できる環境づくりに配慮していくことが重要である．

2）行動が満たせるようなコミュニケーション

ここでは，遊びやトレーニング，そしてかわいがる行動を含めて「コミュニケーション」と表現する．これらのコミュニケーションをとることで，犬の精神状態は安定していく．

a．遊び（図4）

犬の狩猟本能を満たせるような遊び方がポイントになるが，犬の狩猟本能とは何だろうか．

狩猟本能とは，獲物を追いかけ捕まえようとする動物がもつ捕食行動のことである．実際にこの捕食行動がみられると，問題行動として行動修正が必要になるが，犬との遊びは，この本能を刺激するようにおもちゃを動かしたり，人の動きを取り入れていくと，ただ遊ぶよりも，より真剣に，より集中して遊ぶことができる．

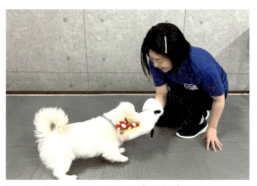

■図4　コミュニケーション①：遊び

そうすることにより精神的にも満たされ，充実した疲労感をもたらすことにもつながる．

おもちゃを使用する場合は，おもちゃの動きを獲物に見立て，地面にそって変化を入れながら動かすようにする．動かす，止まるを繰り返し，捕まえたくても捕まえられない経験や，すぐに捕まえることができる経験，離したら遠くに逃げる（投げる）行動によって，犬たちは集中してくれる．

そして，おもちゃを噛む行動は，獲物をしとめる行動になり，これらの一連の行動が犬にとっては興味をそそる動きになる．これをやってくれる飼い主が魅力的な存在になること間違いなしである．

b．トレーニング（図5）

トレーニングは，行動を教え，指示で行動がとれるようになることを指す．行動を習得する過程が，まさにコミュニケーションで，犬の期待感が増していく方法の1つである．

トレーニングといっても，「これができれば問題なし！」という内容は，「名前を呼ぶ，ほめ言葉を教える，首輪をもてる，オスワリを教える」の4つである．「何かをしたらよいことがある」という学習ができれば，何でもできてしまう．その前の基本として，この4つさえできていたら，他の行動の習得はあっという間である．

学習理論に基づいた取り組みをすることで，よりスムーズに的確に学習をさせることができる．嫌悪刺激を理由なく使用することは動物福祉に反することであり，人と動物の関係に関する国際組織（IAHAIO：International Association of Human-Animal Interaction Organizations）のガイドラインでも，正の強化を用いたトレーニングを行うと明記されていることから，これらのことを遵守したトレーニングができるドッグトレーナーであるべきである．

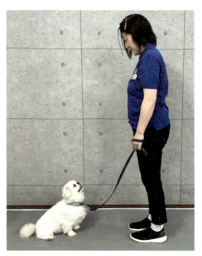

■図5　コミュニケーション②：トレーニング

c．かわいがる行動（図6）

かわいがる行動とは？　親と子どもの関係において，アタッチメント（愛着行動）はとても大切なことである．

アタッチメントとは，子どもと養育者の情緒的なつながりを指し，育児本などによく見かける用語で，子育てにはとても大事な要素であり，子どもが心豊かに育つうえでの基礎になる．犬育てにおいても，同じように大切な行動である．

先述した通り，犬をかわいいと思う気持ちを人間は本能的に備えており，養育したい人間と養育されたい犬が出会い，お互いのニーズが満たされるようになっている．ネオテニーの影響もあり，愛くるしい顔つきはかわいがりたい願望を満たしてくれる．お互いのニーズを満たせるかわいがり方ができることは欲求を満たせるので，良き関係を築くことができる．

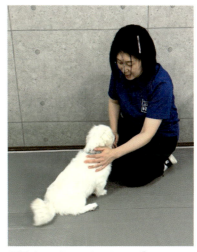

■図6　コミュニケーション③：
かわいがる行動

しかし，かわいがり方は人それぞれで，その行動によって犬が喜ぶかどうかは犬の反応を見なければわからない．人が良かれと思って犬を撫でたとしても，犬によっては撫でられることが苦手で喜ばないこともある．その犬が嬉しい気持ちになれるような関わりを見つけられるようにすることも必要になる．また，小さいころから，触っても嫌にならないような経験をもたせることも大事なコミュニケーションの1つになる．愛情をもって育てられた犬は，心に余裕ができるので豊かな愛情表現を示してくれることだろう．

4　効率的なトレーニング

誰もが，不快でない，心地よい関わり方・接し方が望ましいと思うはずである．何を言っているのかわからない状況はイライラするし，ストレスに感じる．犬も同じように，適切なタイミングでない場合やわかりにくい指示によってイライラして葛藤状態に陥ってしまう．

そこで，ドッグトレーナーはその犬に合った方法を探りスムーズに指示を出すことで，犬にとって心地よく，期待感の高まるコミュニケーションを図ることができる．まずは適切な強化子（きょうかし）を見つけることから始まり，適切なタイミング，報酬の与え方が必要になる．

トレーニングは，犬とのコミュニケーションの1つであり，ハンドラーへの期待感を高めることができる方法の1つである．「ほめる」という行為は，「ほめる」自分自身にもよい影響をもたらす行為である．

動物にとっては，単なる「合図」だが，心を込めた声のほうがよりよく伝わり，より嬉しい感情を伴うことが研究でも証明されている．機械的にトレーニングをするのではなく，心を込めてほめる，見つめ合うことで相互にオキシトシンが分泌され，幸せな気持ちになることができる方法である．

2　AASにおける介在動物の役割

　人間は，動物とともに生活をするなかで，当たり前に関わり合い，心身へのよい影響を見出してきた．もちろん，その影響は後付けのものである．そして，その影響について研究し，必要とする人のために活用してきた．

　人間が癒されると思う瞬間はいろいろとあるが，動物が呼吸をしているだけでも，寝ているだけでも癒されていると思う．寝息の音（聴覚刺激），呼吸による体の動き（視覚刺激），人よりも高い体温（温熱刺激），これだけでもとても癒される．

　動物は「人のために」とは思っていないが，生きているだけで人のためになるのである．人が動物をそばに置く理由も，世話をしたい，関わっていきたいと思うからである．

　動物側としても，生きていくには人間のそばにいることが少しでも楽に生き延びることができると思ったからこそ，家畜化の歴史があるのだろう．役割は周囲が決めるものであるからこそ，動物に求める役割は，「人のためになること」と考える．

1 ● AASに参加できる介在動物の定義

　人と動物の関係に関する国際組織（IAHAIO：International Association of Human-Animal Interaction Organizations）では，『IAHAIO白書2014（2018改訂）（日本語版）』の「動物の福祉」の説明のなかで，介在動物を表1のように定義している．

■表1　IAHAIO白書2014（2018改訂）（日本語版）における介在動物の定義

- 家畜といわれる動物のみ介入または活動に参加できる．家畜（例：犬，猫，馬，農業動物，モルモット，ねずみ，魚，鳥）とは，人との社会的相互作用を持つことに適した動物である．多くの魚類が施設等でペットとして飼われているが，社会的相互作用に適している物は少ないということは知っておかなければならない．（鳥と魚は野生から捕獲されたものではなく，人工繁殖されたものでなければならない．）家畜は人間と十分に社会化している，かつ陽性強化法等の人道的な方法でトレーニングされたものでなければならない．家畜（犬，猫，馬）は，国または国際的な団体等の特定の基準を満たし登録されなければならない．
- 野生種（例：イルカ，ゾウ，オマキザル，プレーリードッグ，節足動物，は虫類）は，たとえ人に慣れた動物でも相互作用に関わってはならない．その理由は，多くの動物において人と動物の共通感染症や動物福祉の問題についての危険性が高いからである．クジラ・イルカ保護協会（WDCS）のイルカ介在療法に関する文献には，人の参加者もイルカも精神的または身体的福祉を満たせるとは考え難いと記載されている（Brakes & Williamson, 2007, p18）．しかし野生動物と直接ふれあうことではなく，国や国際的な福祉基準を満たしている保護区やサンクチュアリーなどにいる動物にストレスを与えず，住環境に損傷を与えることなく行われる動物の観察や鑑賞は，活動に含んでも構わない．

（人と動物の関係に関する国際組織（IAHAIO）：IAHAIO白書2014（2018改訂）IAHAIO動物介在介入の定義とAAIに係る動物の福祉のガイドライン．
https://www.jaha.or.jp/media/IAHAIOWHITEPAPER.pdf より2024年6月10日検索）

2 ● 年齢の制限について

　年齢の目安は，犬や猫では1歳以上，モルモットやウサギは6か月以上の個体を用いることを推奨するが，個体の成熟度に応じての判断が必要となる．特に若い個体は，身体的には問題ないかもしれ

第4章　動物介在に関わる職種の役割

ないが，行動面での落ち着きを含めると，すべての個体が年齢のみで判断されることは望ましくはない．馬の場合，ふれあいやセラピーの現場では経験豊富な馬が用いられることが多いことから，10歳以上といった比較的高齢であることが多く，20歳以上の馬が用いられることも少なくない．

引退の目安については，個体差が大きいが，動物が心身ともに健康で意欲的に活動できる状態を維持できなくなってきたら，引退を考えていくことが必要になる．犬の場合，小型〜大型で変わってくるが，10歳を目安に健康状態を確認し，加齢による身体的な変化や行動面での変化についてよく観察していくことが必要となる．動物が心身ともに健康で，安定していることがAASへの参加の基本となるので，個々の体調を考慮して引退を考えていくことが望ましいだろう．

3　介在犬に教えたい動作について

ここでは，セラピードッグや教育支援犬に教えておきたい動作をわかりやすく，写真や動画を交えて解説する．ただし，教え方についてはいろいろなドッグトレーニング・メソッドがあるのでここでは触れない．

1 ●動物介在サービス（AAS）に共通する介在犬の基本的な動作

動物介在サービス（AAS：Animal Assisted Services）に活用される介在犬は，どのような場面でもハンドラーの指示に反応することができるようオビディエンス・トレーニング（Obedience Training）が必要になる．

つまり，家庭犬としてのしつけができており，オビディエンス・トレーニングで基本的動作を確実に身につけさせるということである．

介在犬は，若干のストレス下におかれても，周りに誘惑物があっても，ハンドラーに指示されたらその行動を確実にとることができなければ，セラピードッグや教育支援犬の適性評価試験にも合格することはできない．

補足

●ハンドラーの指示の出し方として，キュー（合図）またはコマンド（言葉での命令）を使うが，キューは，目線を送る視符をはじめ，特定の用語を声で伝える声符，手や指を使って伝える指符などがあり，いろいろなキューを使った指示の出し方も教えておくとよい．

以下，セラピードッグや教育支援犬といった介在犬に共通する基本動作について紹介する．

175

1）AAS で役に立つオビディエンス動作を教えよう

＊コマンドは日本語と英語の両方を教えておくとよい．

- 見て（Look/Watch me）（図 7）
  ハンドラーに注目してほしいとき．
- おすわり（Sit）（図 8）
  興奮を和らげ落ち着かせたいとき．
- 伏せ（Down）（図 9）
  興奮を和らげ人に跳びつくことを制御したいとき，休息をとらせたいとき．

AAS で役に立つ
オビディエンス動作を教えよう

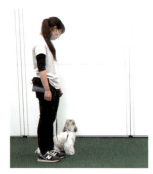
■図 7 見て

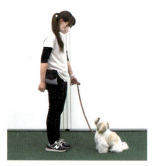
■図 8 おすわり

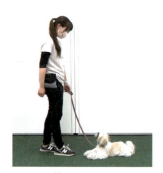
■図 9 伏せ

- まて（Stay）
  動かないでじっとしていてほしいとき．
- まて（Wait）
  少し待っていてほしいとき，勝手に動き回らないでほしいとき．
- おいで（Come）（図 10）
  呼び戻したいとき．
- 立って（Stand）（図 11）
  「おすわり」や「伏せ」を解除して次の動作に移りたいとき，触ってもらうときなど．
- ついて / あとへ（Heel）（図 12）
  左側についてほしいとき，リードを引っ張らずに左側を歩いてほしいとき．

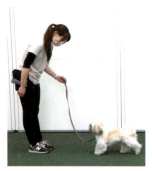
■図 10 おいで

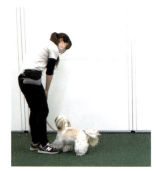
■図 11 立って

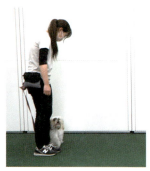
■図 12 ついて / あとへ

● ハウス / クレート（Kennel）（図 13）

　クレートやキャリーバッグなどに入って休むとき．

＊その他として「排泄をしなさい」，「手からフードを食べる」（図 14），「フードボールから食べる」（図 15）というコマンド：ワン・ツーまたはピッピ・プップなどの擬音コマンドを用いるとよい．

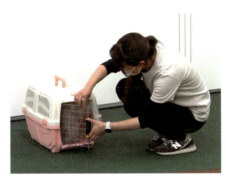

■図 13　ハウス / クレート

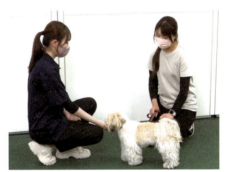

■図 14　手からフードを食べる

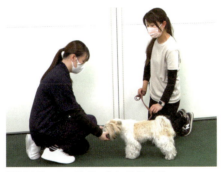

■図 15　フードボールから食べる

2 動物介在活動（AAA）に役立つ動作について

　動物介在活動（AAA：Animal Assisted Activity）において，介在犬は「癒し」の対象であることから，セラピードッグを触る，抱くなどの行為が多い．

　また，セラピードッグの動きを見て楽しむことも多く，一芸の披露も喜ばれる．そのような活動においてセラピードッグに教えておくと役に立つ動作について解説する．

1）見て，触れて楽しむ AAA に役立つ動作を教えよう

● コスチュームを着て歩く

　行事に合わせたコスチュームで登場するセラピードッグは可愛い．そのためには衣装を着て歩くことをトレーニングする（図16）．

● ハンドラーの指示通りに障害物を跳び越す

　ハードルを跳んだり（図17），トンネルを潜り抜けたり（図18），フラフープの中を跳び越えたり（図19）できるように，ジャンプする，潜り抜けるといった動作をトレーニングする．

見て，触れて楽しむ
AAA に役立つ動作を教えよう

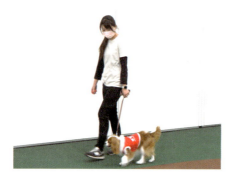
■図16　コスチュームを着て歩く

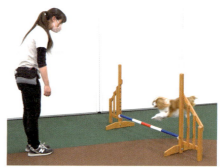
■図17　ハードルを跳ぶ

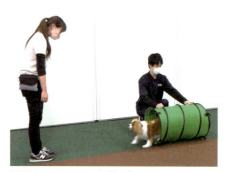
■図18　トンネルを潜り抜ける

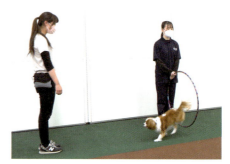
■図19　フラフープの中を跳び越える

● 触られることを受け入れる（図20）

　座っている体勢で撫でられたり，伏せをした体勢で撫でられたり，立っている姿勢で撫でられたり，抱かれている状態で撫でられたりと，どのような姿勢であっても，嫌がることなく大人しく撫でられることを受け入れることをトレーニングする．

　小型犬の場合は，バスケットのような入れ物に入れて触れてもらう場合もあるのでバスケットのようなものにも慣れさせておく．

● 抱かれることを受け入れる（図21）

　ぎこちない抱き方であっても，嫌がることなく大人しく受け入れることができるようにトレーニングする．

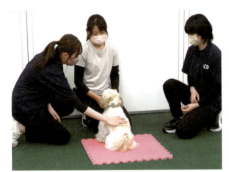
■図20　触られることを受け入れる

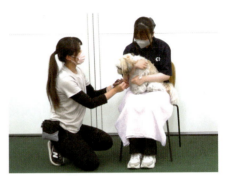
■図21　抱かれることを受け入れる

● 一芸（トリック）の披露

　ボールを運んだり，首を傾げたり，前足を挙げたり（図22），二足歩行やローリング（図23）したり，ハンドラーの脚の周りを8の字に歩いたりと，いろいろな芸がある．その犬が普段みせる行動をトリックに替えていくとよい．また，一芸披露のときにハンドラーは芸にまつわる楽しいお話ができるようにしておくとよい．

● ボール遊び

　投げたボールを取ってきたり，落ちているボールを拾ってかごに入れたりとボールを使った遊びは参加者と一緒にできる遊びである．ボールに慣れさせ，口でくわえたり，鼻先で転がしたり，キャッチしたりといろいろな動作をトレーニングするとよい．

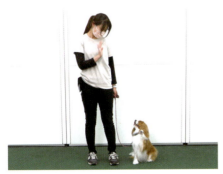
■図22　前足を挙げる

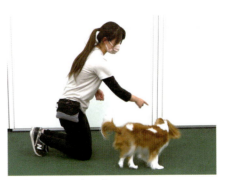
■図23　ローリング

3 ●動物介在教育（AAE）に役立つ動作について

　動物介在教育（AAE：Animal Assisted Education）は，教育または学習の目的や目標が設定され，教育計画（または学習計画）のもとに実施されるものであり，教育支援犬は命ある教育のツールでもある．

　教育支援犬の心音を聞かせて人の心音と比べたり，触って温かさを感じたり，身体の構造を比べたり，ボディランゲージを観察したりする．

　また，学習の支援として，漢字の部首や数字などのカードを選んだり，児童が問題に正解したときにワンと一声鳴いたり，片手（前足）を挙げるなど，学習の動機づけになるような動作を教えておくとよい．

1）命ある教育のツールになる動作を教えよう
- 心音を聴く（図24）
- ぬくもりを感じる
- 体の各部位を見せる（図25）

命ある教育のツールになる
動作を教えよう

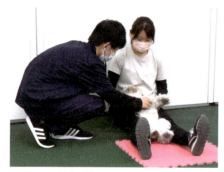

■図24　心音を聴く

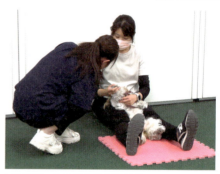

■図25　体の各部位を見せる

2）学習の動機づけになる動作を教えよう
- カード（学習教材）を選ぶ（図26）
- 本（学習教材）を選ぶ
- 正解を伝える

学習の動機づけになる
動作を教えよう

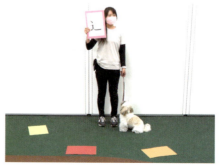

■図26　カードを選ぶ

4 ● 動物介在療法（AAT）に役立つ動作について

動物介在療法（AAT：Animal Assisted Therapy）は，コ・メディカル（co-medical）の専門家のもとで目的が設定され作成された計画のもとに実施される．ここでは，介在犬（以下，セラピードッグ）に求められるいくつかの動作を紹介する．

1）リハビリテーションでのAATで役に立つ動作

AATにおけるリハビリテーションの内容はADL訓練が中心となる．セラピードッグの役割は，クライエントのADL訓練をサポートしたり，モチベーションを高めたりすることであるが，クライエントが痛みを感じるなかでのリハビリテーションにおいては，セラピードッグが寄り添い，クライエントが触る，撫でる，話しかけるなどを通して，痛みの軽減につながることもある．

クライエントが行う動作とセラピードッグがクライエントに合わせて行う動作を表1に示し，解説する．

用語解説

医療や介護の現場に介入するには，ある程度の専門用語の知識が必要とされる．

● **コ・メディカル（co-medical）**
和製英語のコ・メディカルとは，医師と共同して医療を行う医療専門職種の総称である（看護師，助産師，保健師，理学療法士，作業療法士，栄養士など）．英語圏ではパラメディカル（paramedical）と呼ばれている．近年，日本ではメディカルスタッフと呼ばれることも多くなっている．

● **ADL（activities of daily living）**
日常生活動作のことで，具体的には食事や着替え，排泄，入浴などの身の回りの動作や歩行，階段の昇り降りや車椅子の操作など移動の動作，家事など日常生活を営むために必要な動作のこと．

● **クライエント（client）**
社会福祉用語では，サービスや援助を受ける利用者のこと．

■ 表1　AATクライエントの動作とセラピードッグの動作

AATクライエントの動作	セラピードッグの動作
つま先上げ下げ （足関節の可動域訓練）	上げたつま先にタッチする
膝伸ばし （足関節の可動域訓練）	伸ばした足を跳ぶ，またはくぐる
箸やスプーンを使う練習 （手指訓練）	箸やスプーンからフードを食べる （クライエントからフードを食べさせてもらう）
犬にバンダナを着ける （手指訓練）	机上でバンダナを着けてもらう
おやつ当てゲーム （短期記憶訓練）	おやつが入っているコップを当てる
動く方の手で犬を撫でる間に，動きに問題がある方の手を訓練する （痛みの軽減）	撫でられることを受け入れる

2）リハビリテーションで役に立つ動作を教えよう

- 足にタッチ（図27）
- 伸ばした足を跳ぶ，またはくぐる（図28）
- 箸またはスプーンからフードを食べる（図29 ①，②）
- 机上でバンダナを着ける（図30）
- おやつが入っているコップを当てる
- 撫でられることを受け入れる

リハビリテーションで役に立つ動作を教えよう

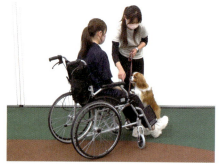
■図 27　足にタッチ

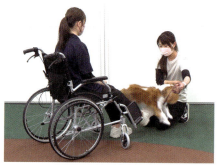
■図 28　伸ばした足を跳ぶ

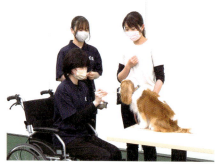
■図 29 ①　箸からフードを食べる

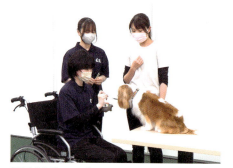
■図 29 ②　スプーンからフードを食べる

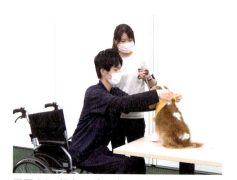
■図 30　机上でバンダナを着ける

引用・参考文献
1) ナショナルジオグラフィック日本版：ニュース「犬は褒め言葉を人間に似た方法で理解している」, 2020 年 8 月 17 日（原典：DOI:10.1038/s41598-020-68821-6）https://natgeo.nikkeibp.co.jp/atcl/news/20/081000468/?ST=m_news より 2024 年 8 月 15 日検索
2) 的場美芳子監：動物介在教育「動物介在教育アシスタントコース」基礎編（動物介在教育指導者養成講座），特定非営利活動法人動物介在教育・療法学会，2014
3) 的場美芳子監：あなたの愛犬がセラピー犬になるまで：「アニマルセラピー」入門，一光社，2013

INDEX

■数字・欧文

5因子モデル…………………………… 151
5つの自由………………………………65
AAA …………………… 11, 15, 25
　――活動計画書………………… 132
　――コーディネーター…………98
　――におけるハンドリングの注意点
　　…………………………………… 165
　――に役立つ介在犬の動作…… 178
　――の実施手続き……………… 101
　――の対象者……………………73
AAC ………………………………24
AAE ………………………… 15, 24
　――活動計画書………………… 108
　――コーディネーター…………98
　――におけるPDCAサイクル
　　…………………………………… 116
　――におけるハンドリングの注意点
　　…………………………………… 166
　――に役立つ介在犬の動作…… 180
　――の実施手続き……………… 103
　――の対象者……………………75
　――の場所の特徴とリスク，適性
　　チェック……………………… 112
　――プログラムの立案………… 107
AAI ……………23, 73, 136, 149
　――研究の現状…………………32
　対象者の利用する（生活する）施設
　　で行われる――………………37
　動物の生活環境で行われる――…37
　――における作業療法，理学療法の
　　かかわり………………………94
　――におけるハンドラーの役割
　　…………………………………… 164
　――に関わる人材………………98
　――の起源………………………… 2
　――の実施準備…………………99
　メタアナリシスで示された――の効果
　　…………………………………… 34
　――を実施する場合の必要な条件
　　…………………………………… 109
AAIに係る動物の福祉のガイドライン
　　………………………… 64, 149
AAS
　…… 2, 26, 64, 136, 149, 169
　――活動ボランティア………… 123
　――活動ボランティアの募集
　　…………………………………… 125
　――コーディネーターの役割
　　…………………………………… 122
　――実施に向けたフローチャート
　　…………………………………… 115
　――実施のためのネットワークの構築
　　…………………………………… 124
　――におけるPDCAサイクル
　　…………………………………… 116
　――における介在動物の年齢の制限
　　…………………………………… 174

　――における介在動物の役割… 174
　――におけるハンドラーの役割
　　…………………………………… 164
　――に関わる人材………………98
　――に活用される動物…………41
　――に共通する介在犬の基本的動作
　　…………………………………… 175
　――に参加できる介在動物の定義
　　…………………………………… 174
　――に携わるドッグトレーナー
　　…………………………………… 170
　――に含まれない人と動物の関わり
　　…………………………………… 28
　――の活動に不向きな動物……41
　――の活動に向いている動物……41
　――の実施準備…………………99
AASP ………………………………27
AAT……………………… 3, 18, 24
　――コーディネーター…………98
　――におけるハンドリングの注意点
　　…………………………………… 166
　――に役立つ介在犬の動作…… 181
　――の実施手続き……………… 105
　――の対象者……………………81
AATx ………………………………26
ADHD………………………………78
　――の子どもと関わるときの工夫
　　…………………………………… 80
ADL ……………………… 88, 181
ART …………………………………10
BCS ………………………… 66, 99
BPSD ………………………………87
CAPP ………………………………32
FAWC ………………………………65
FCI …………………………………43
HPA軸 ………………………………67
IAHAIO ………………… 23, 64
IAHAIO白書 ………… 23, 149, 174
ICFモデル …………………………93
ICofA ……………………………… 150
JAHA ………………………………32
Kiss to dismiss ……………… 155
OT …………………………………93
PADA …………………………… 150
　――Catテスト………………… 156
　――Dogテスト………………… 155
　――認定評価チーム…………… 151
　――猫の評価…………………… 156
PDCAサイクル ………………… 116
PT …………………………………93
QOL ……………………………… 136
ROM …………………………………84
SRT…………………………………10
VNCA …………………………… 120

■あ いうえお

アーツアンドクラフツ運動………… 91
愛玩動物看護師…………………… 120

AASコーディネーターとしての――
　　…………………………………… 121
AASハンドラーとしての――
　　…………………………………… 121
　――の病院以外での仕事……… 135
　――の病院での仕事…………… 134
　――の役割……………………… 120
愛玩動物看護師法………… 120, 134
愛着…………………………………… 8
愛着形成………………………… 163
アシスタント………………………99
アスクレピオスの杖………………… 2
アセスメントに適した年齢……… 151
遊び……………………………… 172
アタッチメント……………………… 8
アニマルウェルフェア……………64
アニマルライツ……………………65
アルツハイマー型認知症…………88
アレルギー対策………………… 113
安心基地………………………… 163
安全基地………………………… 163
イエイヌ……………………………43
異常行動……………………………68
異常反応……………………………68
痛み・負傷・病気からの自由…… 66
一次予防………………………… 140
一宮AAEドッグスクラブ ……… 156
犬
　――の育成………………………50
　――の家畜化の歴史……………42
　――の鑑札と注射済票………… 126
　――のクレートトレーニング……54
　――のコアワクチン…………… 143
　――の行動発達…………………50
　――の社会化教育………………50
　――の性格評価………………… 153
　――のトイレトレーニング……53
犬人ペアのチーム評価………… 153
犬用ワクチン…………………… 143
いのちの授業………………………15
イルカ………………………………18
インクルーシブな教育……………75
インフォーマル・ケア……………25
インフォーマルな関わり…………25
飢え・渇きからの自由……………66
ウサギ………………………………49
馬
　介在動物としての――の効果……59
　セラピー・アニマルとしての――
　　…………………………………… 58
エソグラム…………………………69
エドワード・O・ウィルソン………10
エバリュエーター……………… 152
エリク・H・エリクソン……………73
おいで（Come）………………… 176
応用的動作能力……………………93
応用動作訓練………………………93
オキシトシン………………… 9, 45
屋外活動型…………………………40

183

おすわり（Sit）……………………176
オビディエンス・トレーニング…175
オリエンテーション
　　──で伝えること……………123
　　──の配布資料………………128

■か きくけこ

外向性……………………………151
介在犬に教えたい動作…………175
介在動物
　　──とハンドラーの関係………163
　　──の選定プロセス……………150
　　──の定義……………………174
介在動物評価者…………………149
飼い主に守ってほしい7か条……70
開放性……………………………151
学習障害……………………………76
家族の一員…………………………9
家畜動物の性格評価……………150
学校飼育動物………………………49
学校支援動物………………………30
活動犬認定試験…………………156
葛藤行動……………………………68
活動に適した性格………………151
　　──の評価……………………150
カテコールアミン…………………67
かわいがる行動…………………173
関節可動域…………………………84
　　──訓練………………………92
間接伝播…………………………142
関節リウマチ………………………84
感染経路対策……………………141
感染源対策………………………140
感染症対策………………………140
感染性宿主………………………141
感染成立の連鎖…………………141
気質………………………………150
拮抗条件付け………………………51
キュー……………………………175
教育支援犬…………………………30
教育支援動物………………………30
狂犬病予防法……………………143
狂犬病ワクチン…………………143
共同注視……………………………19
恐怖・抑圧からの自由……………66
筋力増強訓練………………………92
空調………………………………110
クライエント……………………181
グルココルチコイド………………67
訓練士……………………………169
系統的脱感作………………………51
健康診断証明書…………………147
健康チェック問診票……………127
犬種
　　国際蓄犬連盟による──の分類…43
　　純血種の──…………………44
　　──による行動特性…………43
コ・メディカル…………………181

コアワクチン……………………142
行動・心理症状……………………87
行動学的指標………………………68
幸福ホルモン………………………45
効率的なトレーニング…………173
コーディネーターに求められるスキル
　　……………………………………98
コートハウス・ドッグ……………31
コートハウス・ファシリティ・ドッグ
　　……………………………………31
国際生活機能分類…………………93
国際蓄犬連盟………………………43
古典的条件付け……………………51
コマンドトレーニング……………55
コミュニケーション……………172
コンパニオン・アニマル……10, 61

■さ しすせそ

在宅訪問型…………………………39
サイトアセスメント……………109
作業療法……………………………91
作業療法士…………………………93
サポーター…………………………99
三次予防…………………………140
幸せホルモン…………………………9
視覚障害……………………………80
試験中断…………………………153
施設飼育型…………………………38
施設常勤型…………………………39
施設訪問型…………………………38
肢体不自由…………………………80
失宜行動……………………………68
実施場所…………………………110
実施メンバーの服装や身だしなみ
　　…………………………………114
疾病予防…………………………140
指符………………………………175
視符………………………………175
自閉スペクトラム症………………77
　　──の子どもへの対応のポイント
　　…………………………………78
社会化期……………………………50
社会的効果……………………………5
社会的支援…………………………9
社会的適応能力……………………93
獣医師
　　──による健康管理・健康検査
　　…………………………………144
　　──の役割……………………136
集約的畜産…………………………65
宿主対策…………………………141
馴化…………………………………51
障がい者乗馬………………………59
障害者の権利に関する条約………75
障害のある子ども…………………76
情動…………………………………10
常同行動……………………………68
情報共有…………………………114

照明………………………………111
ジョン・ボウルビィ…………………8
自律神経系の反応…………………67
真空行動……………………………68
神経症傾向………………………151
神経内分泌系の反応………………67
人獣共通感染症…………114, 137
　　犬・猫・小鳥が関わる──…139
　　──の原因と関係する動物……138
　　──の存在数…………………138
身体障害……………………………80
侵入門戸…………………………141
心理的効果……………………………3
ズーノーシス……………114, 137
ストレス軽減理論…………………10
ストレス反応………………………66
ストレスホルモン…………………66
ストレッサー………………………9
生活の質…………………………136
誠実性……………………………151
正の強化……………………………55
正の罰………………………………55
声符………………………………175
生命愛仮説…………………………10
生理学的指標………………………66
生理的・身体的効果…………………4
セラピー・アニマル………………29
セラピードッグ…………………181
　　──に求められる性格特性……159
　　──の子犬の選択とトレーニング
　　…………………………………159
　　──のブリーダー選び………159
ソーシャル・キャピタル……………9
ソーシャル・サポート………………9

■た ちつてと

ターミナル期の患者………………81
第一種動物取扱業者………………70
第二種動物取扱業者………………71
立って（Stand）………………176
探索基地…………………………163
知的障害……………………………78
チャボ………………………………50
注意欠如・多動症…………………78
注意力回復理論……………………10
中核症状……………………………87
駐車場……………………………109
聴覚障害……………………………80
調和性……………………………151
直接伝播…………………………142
ついて／あとへ（Heel）………176
付添犬………………………………32
爪の対策…………………………113
定位行動………………………………8
適切な「住」……………………171
適切な「食」……………………171
テクニシャン……………………152
転位行動……………………………68

184

INDEX

転嫁行動……………………68
動線……………………110
道徳療法……………………91
動物愛護……………………65
動物愛護管理法……………69
動物介在介入…… 2, 73, 136, 149
──で活用される動物…………28
──に関する研究（メタアナリシス）
………………………32
──の IAHAIO の定義…………23
──の活用の歴史…………22
──の実施形態の分類…………37
──の用語の多様性…………22
──の用語の定義の変遷………23
動物介在活動……………………15
──におけるハンドリングの注意点
………………………165
──の IAHAIO の定義…………25
──の対象者……………73
有料で行う──……………11
動物介在活動／療法（AAA/AAT）
実施に関するガイドライン………41
動物介在教育……………………15
──におけるハンドリングの注意点
………………………166
──の IAHAIO の定義…………24
──の対象者……………75
動物介在コーチング／カウンセリング
………………………24
動物介在サービス
………… 2, 64, 136, 149, 169
──・ボランティア登録申込書
………………………133
──・ボランティアプロフィール
………………………131
──実施同意書……………130
──における PDCA サイクル
………………………116
──に活用される動物…………41
──の 3 つの分類 …………26
──の対象者……………73
動物介在支援プログラム………27
動物介在治療……………………26
動物介在療法……………………3, 18
小児科での──……………84
──の IAHAIO の定義…………24
──におけるハンドリングの注意点
………………………166
──の対象者……………81
動物が苦手な人への対応…………20
動物がもたらす効果……………3
動物取扱業……………70, 100
動物取扱責任者……………120
──の役割……………126
動物の愛護及び管理に関する条例…71
動物の愛護及び管理に関する法律…69
動物の権利……………65
動物の所有者または占有者の責務…70
動物福祉……………64

──の基準原則………………65
──の評価方法………………66
特定犬……………………72
ドッグトレーナー……………169
トレーニング……………172

■な にぬねの

二次予防……………………140
日常生活動作……………88, 181
日本動物病院協会…………32
入院患者……………81
認知機能障害……………87
認知症……………85
──患者の特徴と対応………87
──に対し効果が期待される非薬物
療法……………88
──に対し有効性が報告されている
非薬物療法……………89
──に対する動物介在療法………89
──の症状……………86
ネオテニー……………45
猫
──の育成……………56
──の家畜化の歴史…………46
──のコアワクチン…………143
──の社会化教育…………56
──の人に触れられることに慣らす
トレーニング……………56
猫種による行動特性……………47
猫用ワクチン……………143
脳血管疾患……………83
脳梗塞……………83
脳出血……………83
能動的身体接触行動……………8
農用動物福祉審議会…………65
ノンコアワクチン…………142
ノンバーバルコミュニケーション…19

■は ひふへほ

ハイイロオオカミ……………42
バイオフィリア仮説…………10
排出門戸……………141
廃用症候群……………84
ハウス／クレート（Kennel）……177
発信行動……………8
発達障害……………76
パピートレーニング…………162
ハンドラー……………98
──の心得……………164
──の持参物……………123
──の役割……………163
伴侶動物……………61
人と馬の歴史……………58
人と動物の関係に関する国際組織
………………… 23, 41, 64
人の発達……………73
ファシリティ・ドッグ…………31

ファシリティ・アニマル…………31
フォーマル・ケア…………25
不快からの自由……………66
伏せ（Down）………………176
物理医学……………91
ブランベル報告書…………65
ふれあい活動……………73
プレパレーション…………85
訪問活動犬適性試験………157
訪問動物……………30
ボディコンディションスコア
………………… 66, 99
ボディランゲージ…………69
ボランティア……………122
ボリス・レビンソン…………3
本来（正常）の行動がとれる自由…66

■ま みむめも

まて（Stay）………………176
まて（Wait）………………176
見て（Look/Watch me）…………176
魅力……………10
モチベーション……………18, 69
──トレーニング…………55
モルモット……………49

■や ゆよ

床の素材……………111
幼形成熟……………45

■ら りるれろ

リーダー……………152
理学療法……………91
理学療法士……………93
リカバリー……………154
リスクマネジメント…………113
リハビリテーション…………81
──が必要な疾患…………83
──で役に立つ介助犬の動作…181
──に関わるスタッフ…………82
──を受ける患者…………81
リビアヤマネコ……………46

■わ

ワクチン
──接種…………… 140, 142
──接種後に起こりうる副反応
………………………143
──接種証明書……………148
──の種類……………142
──プログラム……………51
ワンヘルス・ワンメディスン……136
ワンワールド・ワンヘルス………136

185

動物介在活動・教育・療法 必携テキスト Basic
Web動画付き

2024 年 10 月 14 日　初版　第 1 刷発行

監　修	的場美芳子
発行人	小袋　朋子
編集人	木下　和治
発行所	株式会社 Gakken
	〒 141-8416 東京都品川区西五反田 2-11-8
印刷所	TOPPAN 株式会社
製本所	小宮製本株式会社

この本に関する各種お問い合わせ先
● 本の内容については，下記サイトのお問い合わせフォームよりお願いします．
　 https://www.corp-gakken.co.jp/contact/
● 在庫については　Tel 03-6431-1234(営業部)
● 不良品(落丁，乱丁)については　Tel 0570-000577
学研業務センター
〒 354-0045　埼玉県入間郡三芳町上富 279-1
● 上記以外のお問い合わせは Tel 0570-056-710(学研グループ総合案内)

> 動画の配信期間は，最終刷の年月日から起算して 3 年間をめどとします．
> なお，動画に関するサポートは行っておりません．ご了承ください．

©M. Matoba 2024　Printed in Japan
● ショメイ：ドウブツカイザイカツドウ・キョウイク・リョウホウヒッケイテキスト
　　　　　ベーシックウェブドウガツキ
本書の無断転載，複製，複写(コピー)，翻訳を禁じます．
本書に掲載する著作物の複製権・翻訳権・上映権・譲渡権・公衆送信権(送信可能化権を含む)
は株式会社 Gakken が管理します．
本書を代行業者等の第三者に依頼してスキャンやデジタル化することは，たとえ個人や家
庭内の利用であっても，著作権法上，認められておりません．

JCOPY 〈出版者著作権管理機構　委託出版物〉
本書の無断複写は著作権法上での例外を除き禁じられています．複写される場合は，そ
のつど事前に，出版者著作権管理機構(電話 03-5244-5088，FAX 03-5244-5089，e-mail：
info@jcopy.or.jp)の許諾を得てください．

> 　本書に記載されている内容は，出版時の最新情報に基づくとともに，臨床例をもとに正確
> かつ普遍化すべく，著者，編者，監修者，編集委員ならびに出版社それぞれが最善の努力を
> しております．しかし，本書の記載内容によりトラブルや損害，不測の事故等が生じた場合，
> 著者，編者，監修者，編集委員ならびに出版社は，その責を負いかねます．
> 　また，本書に記載されている医薬品や機器等の使用にあたっては，常に最新の各々の添付
> 文書(電子添文)や取り扱い説明書を参照のうえ，適応や使用方法等をご確認ください．
> 　　　　　　　　　　　　　　　　　　　　　　　　　　　　　　　　株式会社 Gakken

学研グループの書籍・雑誌についての新刊情報・詳細情報は，下記をご覧ください．
学研出版サイト https://hon.gakken.jp/